未来を見つめて

がんと共に 生き、考え、働く

治療と仕事の 両立を目指して

シニア産業カウンセラー
1級キャリアコンサルティング技能士
石川邦子

方丈社

はじめに

最近、芸能人やスポーツ選手などが、がんに罹患したことを公表するニュースを耳にすることが増えてきました。いろいろな人が、がんであることをオープンにすることで、身近な病気という認識が高まってくれるとよいのですが、それでもまだ「大病」というイメージは根強いです。

たとえば、日本人でいちばん多い手術は白内障で、全手術の一割を占めるほどです。でも、白内障になっても、誰も公表しないし、ニュースにもなりません。

白内障とがんを比較するのはおかしいかもしれませんが、少しでもがんに対する古いイメージをなくし、正しく最新のがんに関する知識を持ってほしいと思い、この本を出版することにしました。二〇一八年に一年間、ある冊子に連載したものをまとめて、新たに加筆しました。

私は、二〇〇一年からカウンセラーを目指して勉強をしてきました。二〇〇三年に独立した当初はアロマセラピーと併用してストレスケアを行っていました。メンタル不調になる前の予防的な支援をするカウンセラーとして経験を積む傍ら、法政大学のキャリアデザイン学部で学び、キャリア支援にも興味を持ち始めました。そして、カウンセラーの経験を積むうちに、しだいにメンタルとキャリアは統合的にアプローチしていくものと考えるようになりました。

四二歳から、このような経験を重ねてきて、ようやく一人前のカウンセラーとして、相談者の支援ができるようになってきたと思っていた矢先の二〇一六年一二月、五八歳の時に血液のがん「多発性骨髄腫《たはっせいこつずいしゅ》」に罹患しました。

「多発性骨髄腫」とは、ウイルスなどから身を守る働きがあるリンパ球の一つである形質細胞ががん化してしまい、ウイルスなどを攻撃する能力を持たない抗体ばかりを大量に作り出すようになる病気です。

近年新たな治療薬が次々と登場しており、従来平均三年と言われた患者の生存期間も、一〇年程度を期待できるまでに治療成績が向上してきました。いまだ根治は難しいものの、長く付き合う病気になってきており、これからの私の人生はこの病気と共に歩んでいくことになったのです。

キャリアコンサルタントであり、「がんサバイバー」である自分だからこそ描ける「未来」があると思いますし、その「未来」を皆さんと共有することで少しでもお役に立てることがあればと思います。

がんサバイバーとは、がんを克服した人という印象が強いですが、がんと診断された直後から、治療中の人も含めてがんサバイバーなのです。さらに、その家族、介護者も含まれています。

がんになって初めて知ったことや気づいたことなどがたくさんあります。フリーランスとして治療と仕事を両立してきたこの二年半で学んだことを活かして、今後は新たな役割にも挑戦していこうと思っています。具体的には、病気治療などで仕事との両立の問題で悩んでいる方に同じ当事者として寄り添い、一緒に「未来」について考えていきたいと思っています。

ちょうどがんの告知を受けた二〇一六年一二月に「がん対策基本法」が改定になり、治療と就業の両立支援が打ち出されるようになりました。本当にすべてのタイミングが重なって、私に新たな役割が与えられたようにも感じます。

この本は、実際にがんに罹患した人はもちろん、がん患者の家族や職場の人、そして支援体制を築いていこうとする企業の方など幅広い方々に読んでいただきたいと思います。

構成としては、第一章で「がんと共に生き、働く時代」として、がんと仕事の両立など「がんサバイバー」を取り巻く環境と、近年のがん治療における基礎的な知識についてまとめています。この章は、読み進めるうえでの背景として理解しておいていただきたい内容になっています。

第二章「がんと診断されるまで」から第三章「がんと診断されてから」、第四章「がん治療スタート」と題して、それぞれのフェーズで大事なこと、他人事《ひとごと》だと思わずに日頃から気をつけてほしいことや、もしがんだと告知されたらぜひ実践してほしいことなどをまとめました。

第五章は、「がんサバイバーとして」のキャリアデザインをどのように行っていくのか、第六章は、経済的な不安を軽減して将来へ進んでいくために必要な「がん治療にかかるお金の話」を書いています。

第七章では、「職場の方へ」として、治療と仕事の両立ができる職場づくり、環境づくりにおける現状と期待を当事者目線でまとめました。

最終章である第八章は、「未来を見つめて」と題して、キャリアコンサルタントとして、がんサバイバーとして、楽しく笑顔あふれる人生のための提案をさせていただきました。

がんに罹患した当事者として、キャリアコンサルタントが考える今後の生き方、未来のつくり方を本音ベースで書いています。がんになっても将来を諦めてしまわずに、自分の未来を見つめて、自分らしい人生を送ってほしい。そのためには生きがいもお金も大事で、仕事を辞めずに両立していくうえで役立つヒントもまとめました。

闘病とか、乗り越えるとかではなく、病気という突然起こった転機を受け止め、現実的にこれからの人生を笑顔ですごせるようなりたい。そのためにも、正しい情報を収集しておくことが必要です。少しでも、当事者として「こういうことが知りたかった」などの情報をお伝えできればと考えています。

昨年出版した『自分らしく生きる！　40代からはじめるキャリアのつくり方「人生の転機」を乗り越えるために』（方丈社）の中でも、がんサバイバーとして病気とどのように向き合うかという内容を書かせていただきました。読者の方から、「読んでみてよかったので、病気の友人にプレゼントしたら、その友人から『勇気をもらった』と、とても喜ばれた」という声をいくつかいただきました。この本も、がんでなくても、治療をしながら働いている人たちに何か元気になってもらえるきっかけになれることを願っています。
キャリア支援をしていて、相談者が抱えている課題の解決策は、乱暴な言い方をすると、環境を変えていくか、自分が変わるかのどちらかだと思います。そして、自分が変わるヒントはものごとの捉え方を変えることなのです。自分が楽しく生きるために、自分の捉え方を変えてみることに、一緒にチャレンジしてみませんか。

二〇一九年五月

石川邦子

目次

装幀
アルビレオ

DTP
山口良二

編集協力
山田雅庸

第一章

がんと共に生き、働く時代

1 がんと仕事の両立

当事者として「病気と共に働くこと」を考える

突然わが身に起こった、自分の力ではどうすることもできない転機。二〇一六年一二月、私は「多発性骨髄腫」という血液のがんと診断されました。

カウンセラーとして、不可抗力としか言いようのない変化を受け入れられず、悩み苦しんでいる人たちの支援をしてきましたが、突然の転機が今度はわが身に起こり、「当事者」になったのです。

がんと診断された時、それをオープンにするかしないか、二つの道がありますが、私は当初よりがんになったことをオープンにしてきました。隠す必要もなく誰でもなる病気であるという認識をみんなに持ってほしいと思ったからです。そして、当事者になってわかったことや知ったことを発信していくことで、がんに対する正しい理解のもと、がん患者が働くことが「ふつうの世の中」になっていってほしいと考えました。

二〇一六年二月には厚生労働省が「事業場における治療と職業生活の両立支援のためのガイドライン」を公表し、同年の一二月にはがん患者が安心して暮らすことのできる社会への環境整備を盛り込んだ「改正がん対策基本法」が衆議院本会議で可決成立し、がんは働きながら治す時代になりました。

最近、ACジャパンのテレビCMや新聞雑誌の広告で、少しなじみが出てきた「ながらワーカー」のように、相談しながら、話し合いながら、通院しながら、治療しながら働くというのが現代のがん治療のスタイルなのです。

企業などの組織では、介護と仕事の両立支援の取り組みが進められていますが、それと同様に、治療と仕事の両立支援のサポートにも取り組んでいく必要性があります。

しかし、がんという病気に対して「治療はつらく、とても仕事を継続していくことは困難」「がん＝不治の病」などというイメージを持っている人はまだまだ多いように感じます。実際、私もがんであること、治療を受けていることを告げると、決まって副作用について尋ねられました。

医学の進歩により、がんは「長くつき合う慢性病」となりつつあり、手術や治療のための入院日数も飛躍的に短縮されて、治療しながら働くことが当たり前になっています。

もちろん治療の方法は、がんの種類、罹患部分の広がり、病期（ステージ）などによって異なります。

しかし、実際に私もがん治療を受けてみて、見事にがんという病気に対する固定観念を覆《くつがえ》されました。

たとえば、化学療法の場合、近年の抗がん剤の進歩や、副作用を緩和する治療が進歩してきたことから、1クール目だけ入院して、2クール目以降は外来で化学療法を行う、もしくは、初めから入院しないで外来だけで化学療法を行うこともあるのです。

同時に、次ページのグラフに示しているように、がん患者の三人に一人は、就労可能年齢です。仕事を辞めて治療に専念する時代ではなく、治療と仕事を両立していくことが必要になっているのです。

そのための環境整備など、どのようにしていけばいいのか、一緒に考えていきたいと思います。

私も二〇一六年一二月に入院治療を勧められた時には、「あー、来年のお正月は病院か」

性別・年齢別がん罹患者数

がん患者の約3人に1人は就労可能年齢で罹患

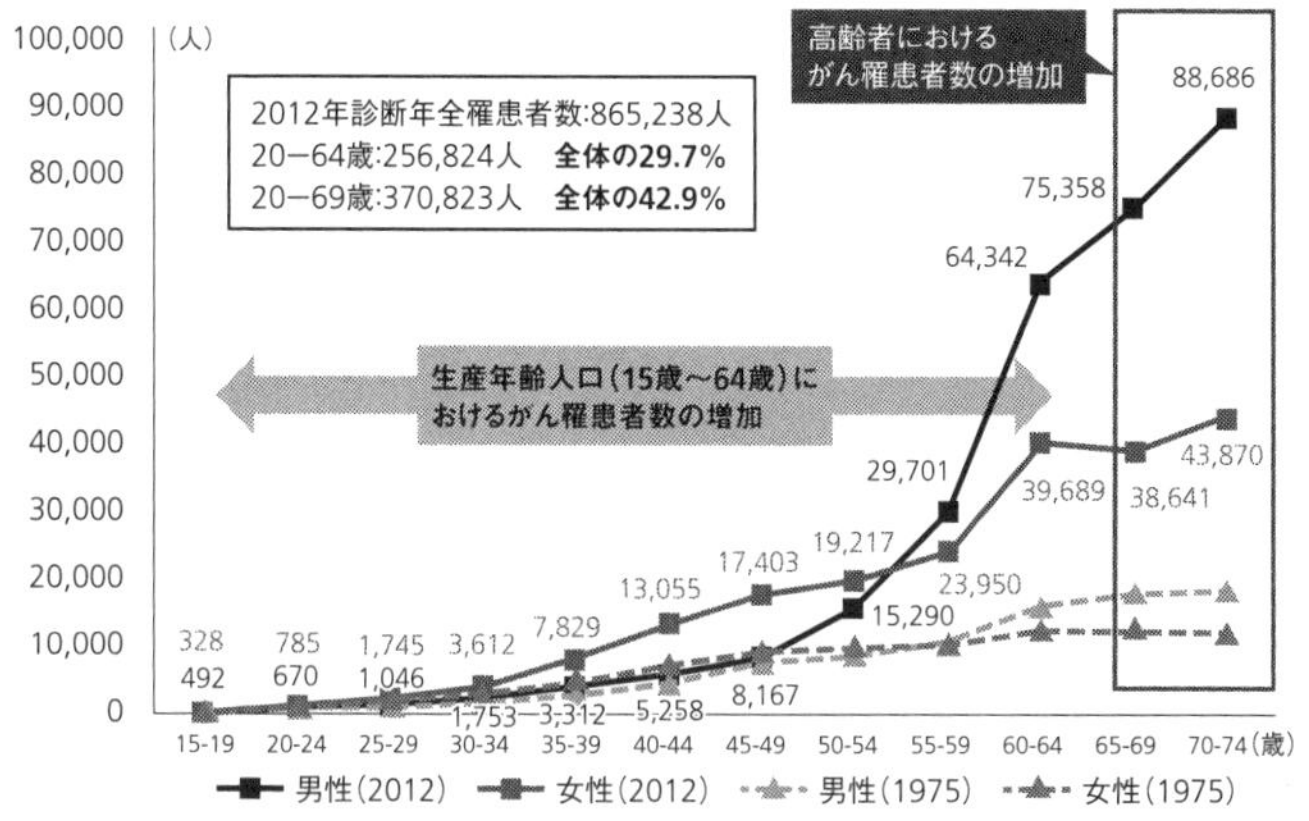

出典:国立がん研究センターがん対策情報センター

と覚悟しました。しかし年末には退院、主治医からは「一月から通院でいい」と告げられ、驚くと同時に気が抜けました。

このように当事者になって初めて知ったこと、わかったことはたくさんあります。

最初の入院は、これから行われる治療のために必要な情報を得るための検査を受けます。たとえば私の場合は、腎臓等の検査以外に口腔外科の検査がありました。

多発性骨髄腫は、骨が弱くなるため、骨の痛みを減らしたり、骨折を予防したりする「ゾメタ」という薬の投与が考えられていました。この薬はまれに、顎骨壊死《がくこつえし》・顎骨骨髄炎などを引き起こす可能性があるため、歯の状態を検査されました。

このようにさまざまな検査と、抗がん剤投与によって発生する可能性のある副作用を抑制する薬の投与をしながら、病状の経過観察をするための入院でした。これまでの治療結果の蓄積から、副作用など患者の負担を減らす試みが行われているのです。

がんの治療方法は、基本的に「手術療法」「化学（薬物）療法」「放射線療法」の三種類があります。近年は化学療法や放射線療法が進歩し、がんの種類や病期によっては手術と変わらない効果が認められています。さまざまな検査を行いながら、「どの治療方法が患者のがんに最も効果を期待できるか」などを考え医師は提案してくれるのです。

一方、治療と仕事を両立するためには、職場における理解や配慮が必要となりますが、どう接していいかわからないという声をよく聞きます。当事者でないから、体力的にどの程度の仕事ならこなせるのかがわからないので、必要以上に気を遣ってしまうのでしょう。さらに、がんに罹患した人が遭遇する感情の変化や課題などは当事者にしかわからないものが多くあります。

突然、わが身に降りかかってきた自分では抗《あらが》えない転機に、病気と共に働くにはどうすればよいのか、また働いてもらう組織側はどのように考え対応していけばよいのか、当事者の目線で書いていきます。

当事者となった方に少しでも力を届けられればと思います。同様にがん患者と共に働く同僚や上司の方たちには、どのように接していけばよいのか、人事としての対応なども、参考にしていただければと思います。「私には関係のないことだ」と思わずに、ぜひこの機会にがんという病気に関する知識もアップデートしていってください。

また、がん以外でも自分では抗えない変化（不慮の事故や難病など）に、人生を変えられてしまったと感じている方にも、応用していただける部分があると思います。ぜひ参考にしていただければと思います。

「治療と仕事の両立」という選択と心構え

私の場合、がんという病気にかかったからといって、仕事を辞めるという発想は一ミリもありませんでした。仕事を辞めて主人に扶養してもらうこともできましたが、家でじっと治療に専念するなんて、かえって病気はよくならないと考えたのです。通院で治療できるということは「ベッドに寝ていなくてもいいはず」と考え、主治医に仕事をしてもいいのか真っ先に確認しました。答えは、「無理をしない範囲ならいいよ」でした。

しかし、この「無理をしない範囲」が難しいのです。どこまでが大丈夫で、どこからが無理なのか、自分でもわからないのです。答えのない中、手探りで自分の体調を確認しながら少しずつ仕事をしていくしかないのです。

治療内容や病期によっても異なりますが、化学療法は多くの場合、血液をつくり出す骨髄の機能に障害が生じて、骨髄の働きが低下します。これを骨髄抑制といいます。特に感染を防ぐ働きを持つ好中球《こうちゅうきゅう》（白血球の一種）が減ることによって、細菌や真菌に対する抵抗力が弱くなります。このため、感染リスクが高くなるので、これまで以上に自己管理が必要です。

具体的には、食事、薬の内服、トイレの前後、外出後、掃除の後など、丁寧に手洗いをする。朝起きた時、食事や薬の内服の前後、外出からの帰宅後にうがいをする。口内炎ができないように口の中を清潔に保つためにも歯磨きを丁寧に行う。できるだけ部屋を清潔にする。ペットのそばに近づくことや生花を置くのを避けることも大事です。そして、外出時にはマスクを着用し、人の多い場所への外出や買い物はなるべく避けるなどです。ただ、どの程度注意が必要かは骨髄抑制の状態によって変わりますので、主治医とよく相談しましょう。

自分で思っているより抵抗力は落ちています。疲れたなと思ったらできるだけ無理をしないで休むことが大事です。

主治医以外にずっとサポートしてもらっている医師からは、仕事の割合について「病気になる前の六割ぐらいにセーブするのが理想的」と言われていました。

フリーランスであれば自分で仕事量を調整すればいいのですが、会社員のように雇用されている人は、「少しずつ働く割合を増やしていきたい」などと、職場の人に状況を理解してもらうことが重要になります。

次に掲げる文章は、ジャーナリスト、ノンフィクションライターとして活躍した千葉敦子さんの『昨日と違う今日を生きる』（角川ソフィア文庫）からの抜粋です。

――――

闘病で大切なことは、できるだけ日常生活を変えない、ということではないだろうか。もちろん、発病前に過労を強いるような生活をしていた人は、改めたほうがいいし、栄養のバランスを欠いた食事をしていた人は改善すべきだ。しかし、職場や家庭での責任をなるべく果たしながら闘病を続けることが望ましいし、同僚や家族はそれが可能となるような協力をしてほしいと思う。ガンにかかった途端に、社会や家庭での責任を放棄してしまう人、あるいはそのようにしむける周囲の態度をよく見聞きするが、これはよくない。人間は仕事を持ち、身の廻りのことをできるところまで自分でしてこそ、人間としての尊厳を保ち得るのであって、そういう責任を全部放棄してしまって、ただ生きているだけでは、なんのための人生かわからなくなってしまう。「自分には生きてやるべきことがあるのだ」という意識こそが、闘病において最も基本的な要件だと思う。

病気になって改めて読み直した千葉さんの本には、勇気づけられることが多くありました。今まで以上に体調管理など自己管理を行いながら、できるだけ今までどおりの生活が送れるように心がけていこうと考えました。

私の場合は、フリーランスなので、それこそ自己責任で予定されていた仕事を無理のない範囲でしていきました。幸いにも私は、状況を理解してくれるだけではなく、サポートをしてくれる多くのお客様や仕事仲間に恵まれました。

自分の状況や要望を具体的に伝える

しかし、そんな中でも多少は理不尽と感じる出来事もありました。

自分でもまだ見通しが立てられず不安な時期に、「仕事の予定は大丈夫なのか」と確約を求められたり、何か問題があると病気のせいにされたり、急に距離を置かれたり……。しかし、相手は「当事者」ではないからわからない。だから、多少の理不尽は仕方がないのです。こちらの側からみれば理不尽でも、相手の側から見れば当たり前のことかもしれません。

だからこそ、自分から状況を誤解されないように伝えていくことが大事です。今どのような治療を受けていて、どのような副作用があって、あれはできるけど、これはできない、もしくは「今はまだわからない」などと具体的に伝えていきましょう。まず状況を正しく理解してもらい、助けてもらえることは遠慮せずに助けてもらうことも大事です。何も言わずにわかってもらおうと思うのは甘えなのです。

治療と仕事を両立していくためには、スケジュール管理が重要になってきます。たとえば、主治医の診察日によって、通院日も変わってきます。治療をどのように行っていくのか、どの程度融通が利くのか、見通しはどうなのかなど、必要に応じて主治医と相談することです。主治医の指示どおり、受け身でまかせっきりでは、治療と仕事を両立していくためのハードルが上がってしまいます。

治療を継続するにはお金が必要です。治療にあてるお金を作るには、無理のない範囲で働くことは大切なことです。治療を継続させていくためにも、主治医にもきちんと要望を伝えていきましょう。

がんと告知されて、私が真っ先に行った三つのこと

当事者として私が最も心がけたのは、治療が少しでもよい方向に向かうように「免疫力を上げる＝ストレスを減らす」ことでした。

人は思いもよらない不可抗力的な出来事に嘆き悲しみます。現状を受け入れられずに、「何が悪かったのか……」「今まで何のために頑張ってきたのか……」「なぜ私がこんな目に……」と、今までのことを悲観したり、否定したりしてしまいます。また、がんの場合、必要以上に病気を恐れてしまい、不安で押しつぶされそうになってしまうのです。

「がん＝死」「がん＝壮絶な痛み」という間違った認知によってもたらされた主観的で悲観的な感情です。不安はどうなるかわからないものに対する感情です。その不安のもととなるがんについて、正しく最新の情報を得て理解することが大事なのです。

過ぎたことをいくら悔やんでも、何も変わりません。それより「これから」を考えていくことにエネルギーを使っていきましょう。そのためにまずは「現状を受け入れる」ことから始めるのです。

実際、がんに罹患したことからうつ病を発症する人が多いと聞きます。精神腫瘍科《せいしんしゅようか》というがん患者やその家族に対して最適の心のケアを提供する診療科ができています。私も、がんと精神や心との相互の影響を扱う精神腫瘍学というものを初めて知りました。

私自身は「免疫力を上げる＝ストレスを減らす」ために、負のスパイラルに陥らないように、病気をどのように捉えて自分の感情をコントロールしていけばよいのかを冷静に客観的に考えることにしました。

交流分析の提唱者として知られるカナダ出身の精神科医エリック・バーンは「他人と過去は変えられないが、自分と未来は変えられる」という言葉を残しました。人は他人や過去のことをクヨクヨ悩みがちです。しかし、他人は変えることはできないが、自分は変えられる。そして、自分の過去は変えられないが、未来は変えられるのです。自分と未来は自分次第で変えられるのなら、楽しい未来に変えていきたいとは思いませんか。

そのために私が告知されてからまず行ったのは、がんになったという現実を受け入れると腹をくくり、客観的に病気と向き合うことでした。具体的には次のようなことをしていきました。

経済的な見通しを確認する

私が告知を受けて真っ先にしたことは生命保険の確認でした。具体的には入院給付金、通院給付金などを確認しました。「お金の計算ができるのなら安心だ」と周囲の人に笑われました。しかし、経済的な状況を客観的に整理しておくことは、治療に向き合ううえの不安を軽減させるためにとても大切です。

病気の治療には高額な医療費がかかる可能性があり、たぶんその金額は予想を上回ると思います。治療方針を決める時に経済的な不安を抱えていては最善の選択ができない可能性も出てきます。経済的な見通しを立てることで、仕事をどの程度セーブしても、治療をしながら今の生活レベルを維持できるのかなど、必要な情報を整理しておくことです。

病気を正しく理解する

病気について知るだけでなく、治療の方法についてもどのような選択肢があるのか予備知識を持って主治医と相談していくことが重要です。なぜなら、自分のことを自分以上に気にかけることなど誰にもできないからです。医師も人間です。すべての医師が患者に対してわかりやすく、過不足なく病状を説明できるとは限りません。

患者としてわからないところは主治医にきちんと質問して、自分が納得できるように確認していく努力が必要です。

そのために、自分の体調の変化や心の変化をよく観察しておきましょう。そして主治医や看護師など周囲にいる医療関係者に遠慮することなく相談したり、確認したりしていきましょう。

病気や治療に関する情報を収集する

国立がん研究センターが多くの情報を発信してくれています。『患者必携　がんになったら手にとるガイド　普及新版』は書籍（学研メディカル秀潤社）でも出ていますし、インターネット上でも見ることができます（ＰＤＦをダウンロードすることもできます）。

ほかにも、神戸医療産業都市推進機構医療イノベーションセンターが運営しているがん情報サイトは、がんに関する最新情報を配信しています。

インターネットが苦手な人は、がん診療連携拠点病院などのがん相談支援センターや相談窓口を利用して、情報を入手することができます。

化学療法を受けるところにはいろいろな書籍やパンフレットが置かれていているので、そこでも情報が得られます。

私は化学療法を受けた時、そこに置いてあったパンフレットで、「リリー・オンコロジー・オン・キャンバス　がんと生きる、わたしの物語。」という、がん患者の絵画や写真のコンテストがあることを知りました。私は趣味で油絵を描くので、思わず応募してしまいました。

治療施設では、治療情報は言うまでもなく、こうした情報まで知ることができるのです。

また、がんに関する情報サービスを提供するNPO法人キャンサーネットジャパンは、病気を正しく理解したうえで治療に臨めるように、科学的根拠に基づくがん情報を広く発信しています。これらのように、善意の情報はたくさんあります。しかし、インターネットの情報には手軽に入手できる半面、主観的なものも多く、中には悪意が含まれているものもあるので注意が必要です。

客観的なエビデンスが示されている情報を取捨選択していくことが重要ですが、最終的には主治医に確認することを忘れないようにしましょう。

以上が客観的に病気と向き合うために私がまず行った取り組みです。

2 がん治療の基礎知識

最新の治療について理解を深める

がんの治療とは基本的に、「三大治療」と呼ばれる、手術などの外科療法、放射線療法、抗がん剤などの化学療法であることは、すでに述べたとおりです。以下、私が調べた治療に関する情報を記しておきますが、治療は日進月歩であり、専門家によって見解が異なることを申し添えておきます。

外科治療は、ご存じのとおり、がんの病巣を切除し、転移のある周辺組織やリンパ節を一緒に切り取ります。近年、切除する範囲をできるだけ最小限にとどめる方法や、内視鏡を使った腹腔鏡下手術、胸腔鏡下手術など、患者の体への負担を少なくする手術が普及しています。

また、がんでも上皮内新生物という、がん細胞が上皮内（組織の表層部分）にとどまっている状態（基底膜を超えていない）だと、ほぼ完治できるものが多く、手術を行うのが一般的だそうです。基底膜を超えると、血液やリンパを通って、他の臓器などに転移する危険性がありますが、上皮内新生物の場合は、転移する可能性も低くなります。

次に放射線療法ですが、がんの病巣部に放射線を照射して、がん細胞を死滅させる局所療法です。治療前の検査技術や照射方法の進歩によって、がんの大きさや位置を正確に測り、その部分だけに集中的に照射することが可能になって、効果は格段に向上しています。

さらに、体の外側から放射線を照射する「外部照射」だけでなく、放射線を出す物質を密封した針やカプセルを病巣部に挿入する「密封小線源治療」、放射性物質を注射や内服で投与する「放射性同位元素内用療法」などもあるそうで、ほんとうに医学の進歩はすごいと思います。

最後に、化学療法です。主に、抗がん剤によってがん細胞を死滅させたり、増殖を抑えたりする治療方法です。抗がん剤の投与方法は、点滴や注射、内服です。血液を通して全身をめぐるため、ごく小さな転移にも効果がありますが、脱毛、吐き気、倦怠感、しびれなどの副作用や、肝臓や腎臓、造血器官などへの影響が出る場合があります。

従来のがん治療における「壮絶なつらさ」というイメージは、化学療法からきているように感じます。しかし近年の治療では、吐き気などの副作用をやわらげたり抑えたり、白血球の減少を抑える薬の開発などによって、日常生活に支障がない程度に、症状を軽くできるようになってきています。

このほか、乳がんや子宮がん、前立腺がん、甲状腺がんなど、ホルモンが密接に関わっているがんに対しては、「ホルモン療法」がよく行われます。特定のホルモンの分泌や作用を抑制することで、がん細胞の活動を抑えて腫瘍を小さくしたり、転移や再発を抑えたりします。副作用は比較的少なめですが、長期間治療を続ける必要があります。

私の場合は、血液のがん、多発性骨髄腫だったので、化学療法中心ですが、それでも治療には段階があり、六五歳以下の患者の場合の一般的な治療として次のような流れで進んでいきました。

・寛解《かんかい》導入療法

1クールのみ入院して、副作用の状況などを確認後、通院治療で、一定の状態までがん細胞を減らしていく。

・自家造血幹細胞移植

残っているがん細胞を一気にやっつけるために行う約一か月間の入院治療。事前に自分の血液から造血幹細胞を採取した後、大量の抗がん剤による化学療法で骨髄細胞を破壊し、その後自分の造血幹細胞を移植する。

・地固め療法

移植後の地固めをするために導入療法と同様の通院治療を行う。

・維持療法

初期治療での効果を維持するために行う通院治療。

寛解導入療法とは、がん細胞を減らす目的で行う抗がん剤による初期治療のことですが、ここで私が経験した副作用は、入院中の高熱だけでした。

ある薬剤の副作用で高熱が出たのですが、それも初回のみでした。約一〇日間の入院中、そのほかの副作用はほとんどなく退院しました。

その後、通院していた三か月間では、最初は目立った副作用もなく順調でしたが、3クール目にいきなりめまいや蕁麻疹などの副作用が出ました。慌てて、予約外で病院に行くと、いつになく不安がる私を初めて見たからでしょう、主治医は別の意味で驚いていました。めまいや蕁麻疹《じんましん》は、副作用防止の薬を追加すると、すぐに落ち着きました。

このように人によって現れる副作用は異なりますので、予防するための薬を飲みながら、症状に合わせて追加したり、量を調整したりしていきます。また、副作用の出るタイミングもさまざまなので、日々の体調をみていきましょう。

次の治療が大きな山場になります。造血幹細胞移植とは、自分またはドナーから事前に採取した造血幹細胞を点滴で投与し造血機能を回復させますが、自分の造血幹細胞を移植する治療を自家造血幹細胞移植といいます。

自家造血幹細胞移植では、通常よりも強い抗がん剤を使用する治療のため、白血球がいったんゼロの状態になります。その後、事前に採取しておいた自分の造血幹細胞を移植します。この治療は高い効果が期待できる反面、免疫力が著しく低下するため、移植した造血幹細胞が生着して、白血球の数値が上がってくるまで無菌室でつらい状態が続きます。

私もこの自家造血幹細胞移植を行いましたが、生着するまでの約一〇日間、吐き気や下痢など、しんどい日々が続きました。予備知識では、かなり口腔粘膜が影響を受けてひどい口内炎になると聞いていたので覚悟していました。

アルケラン（メルファラン）という抗がん剤を投与したのですが、大量といっても点滴で一時間ちょっとだったと記憶しています。点滴の特徴の一つは、薬を緩やかに投与できる点です。多分とても強力な薬なので、点滴を採用しているのでしょう。

無菌室もドラマなどで見るものとは違い、部屋全体をコントロールしている仕様でした。病院によって異なるのかと思いますが、この無菌室が何床あるのかによっても、希望通りに治療開始できるかなどが変わってきます。専門性の高い設備が整った病院選びも大事になってきます。

副作用に関しては、第四章の「がん治療スタート」で詳しく書きますが、総じて言えるのは、がん治療に持っていた「つらい治療」というイメージは、自家移植の時以外はほとんど感じませんでした。

医学の進歩により、外科治療だけでなく、放射線治療や化学療法が大きく前進したことが、患者の負担を減らし、入院日数を大幅に短縮しているのです。最新の治療について理解を深め、治療と仕事の両立に向けた支援体制を職場でも作っていってほしいと考えます。それと同時に、繰り返しお伝えしていきますが、がん患者自身が、がんについての知識を深めて、自分の病気と向き合っていってほしいと考えます。知識を得ることで、客観的に今後について考えることができるため、結果的に自分で自分を支えることになるからです。

ＡＹＡ世代のがん

基本知識として、最近マスコミでも取り上げられている「ＡＹＡ世代のがん」について、触れておきたいと思います。

元ＳＫＥ48の矢方美紀さんが乳がんを公表して、自撮りで「♯乳がんダイアリー」というタイトルの治療報告を配信されているのを、ご存じの方も多いかもしれません。「♯乳がんダイアリー」は、ＮＨＫオンラインという、ＮＨＫがインターネットで運営している、公式ウェブサイトで配信されています。

先日ある番組で、矢方さんが若い世代のがんサバイバー特有の悩みやつらさをお話ししていました。その番組を見ていて、私自身、同じがんサバイバーでありながら、若い世代のがんサバイバーの気持ちなど、少しも理解していなかったことを痛感し、反省しました。

ＡＹＡ世代とは、adolescents and young adults（思春期と若年成人）の略で、がん患者のうち、一五歳から三九歳までの人を指します。

ＡＹＡ世代に発生するがんは、一五歳未満の小児に発生する場合に比較して、一般的に予後不良とされています。ＡＹＡ世代のがん診療の専門家が少なく、特にわが国ではまだＡＹＡ世代に発生するがんの現状が正確に把握されていませんでした。二〇一八年国立がん研究センターが、この世代の推計患者数は、一年間に二万人超となっていると初めて発表して注目を集めたのです。

職場の若手社員ががかかる可能性もありますし、がんになったお子さんを抱える家族など、両立支援としてAYA世代のがんについて理解をしていく必要があると思います。

この世代は、進学や就職、結婚など人生の転機を迎える時期に病気が重なることで、いろいろな悩み事が出てきます。

たとえば、抗がん剤治療を行うことで生殖器に影響が出て、女性だと不妊になる可能性が高まります。卵子の冷凍保存など対処する方法はありますが、そのために治療を遅らせるなど、どちらを優先するのか選択しなければなりません。

さらに冷凍保存には費用もかかりますし、目の前のことと将来のことの両方を考えて決断していくことには不安が伴います。

そんな時、同世代に悩みを分かち合える人が少なく、友だちには重く感じられてしまいそうで話せず、自分の居場所がないと感じ、孤独感に陥るのです。

さらにAYA世代のがんサバイバーたちは、「若いからかわいそう」「若いから治療も楽でいいわよね」「若いから大丈夫だよ」と言われることに傷つくのです。

安易に慰めようと「若いから……」と決めつけた言い方をせずに、まず、気持ちを聴いて受け止めることが大事なのだと再認識しました。AYA世代は、これから自分のキャリアについて、さまざまな可能性を拡げていく時期で、その時期にがんが見つかることで抱える悩みや孤独は計り知れないと感じます。この世代へのキャリア支援をどのようにしていくのか、大きな課題です。

本書の執筆中の五月の十連休に、抗がん剤治療を受けながら、NHKのBS1スペシャル「26歳の乳がんダイアリー矢方美紀」を見ました。

この番組の中で矢方さんは、「治療をしながら働いて偉いね」と言われるけれど、「偉くなんかない。働くのは当たり前のこと」と、がんに対しての認識や感覚の違いを話していました。私は、まったくその通りだと思いました。このように、ささいなことにズレを感じるのです。

またその番組の中で、二〇一八年に「アピアランスサポートセンターTOKYO」がオープンしたことが紹介されていました。そこでは看護師や美容師、ネイリストやエステティシャンが連携し、がん患者の外見の変化に関するトータルケアをしてくれるそうです。このような患者に対するサポートが次々と生まれていることを知ると心が温かくなります。

第二章

がんと
診断されるまで

現実から目をそらさない

「自分だけは大丈夫」は禁物 自分の体調変化に意識を向ける

がんになった話をすると「どうやってがんが見つかったの」と質問されます。みなさんは、日頃から体調管理にどれぐらい気を配っているでしょうか。最近のテレビには健康問題を取り上げた番組が多くあります。日々の体調管理は大切ですが、人によってはそういう番組に影響されて、自分の健康に神経質になりすぎてしまったり、不安ばかりが大きくなってしまったりするでしょう。

しかし、自分の健康に気を遣う人がいる半面、あまり健康に気を遣わずに不摂生な生活をしている人や、自己管理ができていないビジネスパーソンが多いように感じます。「働き方改革」に取り組む企業も増えている現在、自分自身の体調管理への意識も変えていく必要があるでしょう。私は、メンタルヘルス研修でも必ず受講者に「朝食を摂っているかどうか」を確認します。すると朝ご飯を食べていない人が、必ず受講者の三割ぐらいはいます。

実は、メンタルヘルスの観点からも、ライフスタイルの基本として「睡眠、食事、仕事、運動、休養」の五要素を一日の中にバランスよく取り入れることは非常に大切なことなのです。実際に私の研修を受けたあと、朝食を摂るようにしたら調子がよくなったと言ってくれる受講者はたくさんいます。

これは、朝食で体内時計を調節するホルモンであるメラトニンの元となるトリプトファン（アミノ酸の一種）を摂取すると、夜にはちょうどメラトニンが生成されて、入眠しやすくなるばかりでなく、眠りの質の向上につながるからです。

さらに、朝食を摂ることで、食事による咀嚼や消化器官への刺激で目が覚めやすくなり、睡眠と覚醒のリズムにメリハリが生まれるようになります。夜はぐっすりと眠って日中のパフォーマンスを上げるためにも、朝食を見直してみることをお勧めします。

四〇歳を超えたら身体は確実に老化を始めるので、とくにその年齢にさしかかった人は、自分の体調変化に意識を向けてみましょう。過敏になる必要はありませんが、自分だけは大丈夫などと根拠のない自信を持たずに、日々の体調チェックや定期的に健康診断を受けることをお勧めします。

私の場合、はじまりは背中の痛みで、身体がSOSを発していたのです。毎年必ず健康診断を受けていましたが、それでがんがわかったわけではありません。子宮がんや乳がんなど再検査を受けたことは数回ありますし、経過観察になったこともありましたが、がんという診断にまでは至らず安心していました。

がんが見つかった二〇一六年は、三年ほどサボっていたヨガを始めたり、毎日ラジオ体操をしたり、自分なりの健康管理をしていたつもりでした。ただ仕事は忙しく、また空いた時間には旅行やゴルフ、スポーツジムなど、予定を埋めてしまう日々をすごしていました。何もしないでのんびりする時間はほとんどありませんでした。ところが、夏ぐらいから背中に痛みを感じるようになったのです。

以前から腰痛などでお世話になっている整形外科のクリニックで診てもらい、骨密度なども確認しましたが、問題はありませんでした。

さらに内科的な病気の可能性も疑い、毎年健康診断をしてもらっている病院で検査を受けましたが、その時の結果は異常なしという診断でした。しかし、その後も背中の痛みは取れなかったので、整形外科でレントゲンも撮ってもらいました。骨折はしていないが、細かいヒビ程度だと写らないこともあるということで、とりあえず痛み止めをもらい、辛い時はサポーターをつけていました。

今にして思えば、身体が悲鳴をあげていたのに、そのSOSに気づかず、身体を労わることも、仕事や遊びのペースを落とすこともしていませんでした。この背中の痛みを見過ごしたことが残念ですが、過ぎたことを悔やんでも時間は戻らないので、これからのことに集中しようと思います。

風邪は万病のもと、甘く見てはいけない

その後、九月に風邪をひいて、こじらせてしまいました。実はそれまで四年間、風邪すらひいておらず、自分では体調をうまくコントロールできていると自負していました。健康であることに自惚れていたのでショックでした。免疫力が随分下がっていたのでしょう。風邪が少し治ってきた段階で、念のために肺炎になっていないか調べるように医師に勧められて、CTを撮りました。これで、圧迫骨折が見つかりました。突然、「第七胸椎《きょうつい》圧迫骨折」と医師に告げられた時、何のことかわかりませんでした。

圧迫骨折とは、脊椎の椎体が重力がかかる方向に加わる力によって押しつぶされ、骨折

してしまう病気だそうです。骨粗しょう症がある高齢者によくみられ、「いつのまにか骨折」などとも呼ばれます。骨粗しょう症とは、後天的に発生した骨密度の低下または骨質の劣化により骨強度が低下し、骨折しやすくなる疾患で、五〇代以上の女性の三人に一人がかかっていると言われています。

私の場合は、高齢者ではなく、骨密度も問題なく、そこでがんが疑われました。「骨転移」といって、がんがもとにあった部位から血液を巡って骨に転移して、圧迫骨折を引き起こした可能性があったのです。それを確かめるためにMRIを撮りました。

その結果は、「腫瘍性病変を疑う所見は認められません」という診断でした。このMRIの結果を複数の医師にも診ていただいたのですが、ほとんどの医師は「問題なし」という見解を示しました。

ただ一人、クリニックに臨時で診察に来ていたC先生だけが、圧迫骨折のCT画像がどうも気になると言われました。

「上皮性腫瘍でないことはMRIの結果でわかった。残るは血液のがんの可能性だな」

と指摘してくれました。そして、後悔しないためにも血液検査をすることを勧めてくれたのです。「数か月経ってからがんがみつかって、あの時検査しておけばと後悔したくないだろう」ともアドバイスしてくれました。この血液検査がきっかけになり、のちに血液内科を受診することになるのです。

風邪は万病のもとといいますが、風邪だと思って甘く見てはいけないのです。免疫力、抵抗力が落ちているから風邪をひくのです。何が原因で、免疫力が落ちているのか、そこにさまざまな病気が隠れていることがありますので、確かめることが重要です。風邪をひくのは体力が落ちているという身体のSOSなのです。「風邪を治すには、無理せず栄養のあるものを食べて寝ること」しかないそうです。薬は症状をやわらげるだけで、根本的に体力を回復させることでしか風邪を治すことはできないのです。

万が一を考えて、自分が納得できるまでとことん行動する

ところが、血液検査の結果が出てきた時には、臨時で診察にきていたC先生はクリニックにいませんでした。それどころか、他の医師からはがんの疑いはなく、生活習慣の改善を指導されたのです。

私は納得がいかなかったので、食い下がっていろいろ質問をしましたが、「問題のない

数値」と言われ、納得できないままその時は引き下がりました。でも、諦めたわけではありません。検査結果を自宅に持ち帰り、一項目ずつインターネットで調べました。

医学用語は難しく、一度読んだだけではよくわからず、とても時間がかかりましたが、諦めずに調べました。

あとになって周囲の人からも、「ふつうなら問題がないという甘い言葉にすがってしまい、大丈夫だろうと安易に納得するものだ」「耳にやさしいほうに流されるものを諦めないで自分で調べたのが凄い」と誉めてもらいました。自分でもここでよく諦めなかったものだと思いますが、せっかくC先生が警告してくれたのだから、私はとことん自分で納得できるまで進むことにしたのです。

よくわからないなりに調べているうちに、検査結果にあった「涙滴赤血球を認めます」という一行がどうしても気になりました。

「涙滴赤血球って何だろう」と思い、さらに調べていくと、骨髄線維症という病気の時に発生することがわかりました。骨髄線維症とは骨髄が線維化し正常な造血が障害される血液疾患のことで、その可能性が出てきました。

この病気は、厚生労働省の特定疾患に指定されている難病です。余談ですが、この時調べていたおかげで、骨髄が線維化している可能性があることを予備知識として知ることができました。この知識のおかげで、後の骨髄穿刺《せんし》検査時に、線維化しているために骨髄がうまく穿刺できない時も、慌てずにすみました。

病気についての知識は自分を強くしてくれます。ただ一人で調べている時は不安が一気に膨らみ、どうしたらいいのか悩みました。そして、血液の病気なのだから専門医に見てもらうしかないという結論に達したのです。

血液内科がある総合病院を受診する決心をして、近隣の血液内科がある総合病院の評判を調べていきました。最適と思う病院を絞って、各々の手続きを確認していくと、やはり紹介状をもらうのがいちばんスムーズなようでした。

そこで、件《くだん》の生活習慣改善を勧めた医師に紹介状を書いてもらうことにして、意向を伝え紹介状を書いてもらうために予約を取りました。

医師は不本意な様子でご機嫌斜めでしたが、ひるまず紹介状を書いてもらいクリニックから総合病院に予約を入れてもらいました。

納得できるまで自分でとことん調べてみて、どうしたいかを自分で決めるのです。「医者任せ」にしないで、万が一を考えて行動しましょう。何もなければ安心できるのですから。

遠慮せず、怖がらずにセカンドオピニオンを活用する

圧迫骨折が見つかってから約五週間は、いちばん精神的にきつい期間でした。「何かおかしい」「自分の身に何か起きているのかも知れない」という不安ばかりが膨らみ、その原因がわからないことへの苛立ちもありました。かえってがんだと告知された時のほうが落ち着いていて、冷静に受け入れることができました。

なぜなら、どのような病気なのかはっきりわかったなら、どのような治療をしていくのか、その対処方法が明確にわかるからです。

白血病の治療をしながらサッカーに取り組んでいるアルビレックス新潟所属の早川史哉《ふみや》さんも、病名がはっきりしていない時がいちばん怖かったと言っています。病名を医師から告げられて、体調が悪いのは病気のせいだったことがわかり、しっかりと治療をしようと受け入れることができたそうです。わからない時のほうが不安は大きいと思います。

いつもの私なら、最初に診察をしてくれた医師に気を遣って、セカンドオピニオンに躊

躇していたかもしれません。しかしこの時は、突き動かされるように行動していきました。C先生の「この圧迫骨折のしかたが気になる」という一言だけが真実のように感じられたのです。

この話をすると、みなさん「問題なし」と言った医師を非難します。でも、その医師を非難するより、「C先生に出会えてラッキーだった」と捉えるほうが気持ちが軽くなる。私は自分のストレスを減らすために、そのように考えるようにしました。それに、そもそも血液の専門医でない医師では、わからなくて当たり前なのかもしれません。

医師は万能ではないのです。だからこそ、セカンドオピニオンが必要なのです。セカンドオピニオンとは、辞書で引くと、納得のいく治療法を選択するために、現在診療を受けている担当医とは別に、違う医療機関の医師に「第二の意見」を求めること、とあります。

セカンドオピニオンを受けることで、担当医の意見を別の角度からも検討することができますし、同じ診断や同じ治療方針が告げられた場合は、病気に対する理解が深まり、安心感も高まります。

また同じ診断だったとしても、別の治療法が提案される可能性もあります。その場合は、選択の幅が広がるわけですから、より深く自分の病気を受け入れ、納得のうえで治療に臨むことができます。

今の時代、セカンドオピニオンは当たり前になってきています。遠慮しないで怖がらないで、セカンドオピニオンを活用しましょう。

納得がいくまでしつこく頑張る 自分の健康は自分で責任を持つしかない

第一章でも千葉敦子さんの文章を紹介しましたが、ここでは『よく死ぬことは、よく生きることだ』（文春文庫）から引用します。

> 患者本人が、自分の身体を観察することが、いかに重要であるか。医師の言葉を鵜呑みにしないことが、どんなに大事なことか。納得のいく説明を聞くまで、しつこく頑張ることが、どれほど必要か。どんなに優秀な医師でも神ではないのだから、見逃しはあり得る。どんなに献身的な医師でも、患者本人以上に患者の身体に興味を持ち続けることはあり得ない。
>
> （同書所載「納得いくまで」より）

病状について知っていることは患者の権利であり責任だと思う。医師が代わりに苦しんだり死んでくれるのではないのだから。

（同書所載「患者への説明」より）

どうしても「お医者様の言うことだから」と考えてしまいがちですが、医師も人間です。患者がわからないことをきちんと伝えて、納得のいく説明を求めていくことが必要です。自分のことを自分以上に気にかけることなど誰にもできないのです。実際に、長い治療の間には医師や看護師でも「ついうっかり」と忘れていたり、間違っていたりすることもあります。

そんな時、「以前は○○だったと思うのですが、治療の方法が変わったのですか」と確認してみることが大事です。そのために、自分が受けている治療についてしっかりと理解して、今はどの段階で、このあとどのように進んでいくのか、どのような状態になることを治療の目標にしているのかを確認しておきましょう。

新薬がどんどん開発されて、治療法も多様になっています。医師の言葉だけを鵜呑みにするのではなく、自ら進んで情報収集して医師にきちんと相談しましょう。じっさい、私はこんな経験をしました。

私がインターネットで多発性骨髄腫の新薬を調べていると、ある新薬が「週一回の服薬で効果が期待できる」とあったので、これは通院回数が減ると思って主治医に確認をしました。すると、「その薬は通院が難しい患者さんには適している利便性の高い薬だが、効き目が弱い」と説明してくれました。なぜその薬を私には処方しないのか、その理由がわかり、納得できたのです。

自分の健康は自分がしっかり責任を持っていくこと、治療法や使用する薬なども納得できるように医師と話していくことが大事なのです。

現実から目をそらさず 自分に起きていることをしっかり理解する

国立がん研究センターやNPO法人キャンサーネットジャパンのホームページでは、がんの種類別の情報なども整備されています。ぜひ自分の病気としっかり向き合い、自分の病気を理解していきましょう。

がんになったことがショックで、怖くてインターネットなどの情報を見ることができないという人がいます。無責任な情報もありますから、怖いという気持ちはわかります。

しかし、もし皆さんの周囲にがんになった人がいて、どんな情報を見ていいかわからず、不安を抱えていたら、情報提供してあげてください。現実から目をそらさず、自分の身体の中で起きていることをしっかり理解することを勧めてあげてください。

私がかかった「多発性骨髄腫」は、以前は治療後の平均生存期間は三〜五年と言われていました。しかし、近年は造血幹細胞移植や新規薬剤の効果など、さまざまな治療方法によって平均生存期間はかなり改善されてきています。

特に比較的若い患者の生存期間は年々向上しており、五年生存率は概ね五〇%くらいまで改善しています。また、新しい薬剤もどんどん開発されているので、中には完治も望めると発言する医師も出てきています。医学は日進月歩で進歩しているので、最新の情報を確認していくことが大事です。

がんになったという現実から目をそらしていては、治るものも治らなくなります。自分の体調の変化や心の変化をよく観察しておきましょう。そして主治医や看護師など周囲にいる医療関係者に遠慮しないで相談したり、確認したりしていきましょう。そういう意味での「自律」をしていくことがとても大切です。

たとえば、半年間の治療後、私は完全寛解の状態になりました。その状態が、一年半ぐらい継続しましたが、徐々に数値が悪化して、再発の予兆が出てきたため、治療を変えることになりました。少し安心していたので、ショックでしたが、現実を受け入れるしかありません。この時、主治医からは選択肢が二つ示されました。

二つの治療法について主治医の説明を聴くと、通院が週二日かかるAと、通院が週一日（その後隔週に減っていく）のBだと理解しました。自分でもいろいろ調べましたが、主治医の説明以上のものは見つけられませんでした。しかし、化学療法室の看護師さんに相談すると、一回の治療に要する時間に大きな差があることがわかり、予定を組むうえでとても助かりました。医師だけはわからない治療に関する細かいことなど、看護師さんにもいろいろ教えてもらい、情報を得ることが納得のいく選択に繋がっていくのです。

配慮が必要なことを知らせる「ヘルプマーク」を知っていますか

義足や人工関節を使用している人、内部障害や難病の人、または妊娠初期の人など、外見からはわからなくても援助や配慮を必要としている人のための「ヘルプマーク」をご存じですか。人工関節を使用している東京都議会議員の提案で、周囲に配慮を必要としていることを知らせることで、援助を得やすくなるようにすることを目的として東京都が作成したマークです。電車やバスなどで見かけたことはないでしょうか。

私もそうですが、一見健康な人と変わらないので、優先座席などに座るのも気が引けていました。でも、やはり満員電車などは少ししんどいのです。杖を購入したりもしましたが、荷物が増えていくので、マタニティマークのようなものはないかと思い探していたら、この「ヘルプマーク」を見つけたのです。都営地下鉄等で無料配布しています。詳しくは東京都福祉保健局のホームページをご確認ください。ただし、ネット上で販売しているものは認められていませんのでご注意ください。

最初は少し抵抗感がありましたが、反対にこのような取り組みをもっと普及させていこうと考えるようになり、今ではいつもバッグにつけています。ただ、悲しいことに席を替わってくれる人は稀です。ぜひ、このマークを見かけたら、席を譲るなど思いやりのある行動をとってください。そして、治療中の人はこのマークを恥ずかしがらずにつけてサポートしてもらいましょう。

先日嬉しいことがありました。若いおしゃれな女性が、私のバッグのヘルプマークに気づいて席を譲ってくれたのです。多くの場合、席を譲ってくれるのは中高年の男性です。女性が席を譲ってくれたのは初めてのことだったので、びっくりしてしまい、あいまいなお礼しかできませんでした。

きちんと感謝の気持ちを伝えないといけないと思い、彼女が地下鉄を降りる時に少し大きな声で「ありがとうございました」と笑顔で伝えたら、彼女も素敵な笑顔で「いいえ」と返してくれました。小さなやり取りでしたが、幸せな気分に包まれました。

本章では、がんと診断されるまでの経緯と心の動きなどについて述べてきました。現実から目をそらさずに、とことん自分が納得するまで調べていくことが大事です。

第三章

がんと
診断されてから

ストレスを軽減することに挑戦する

免疫力を上げる

第二章でも述べたように、当事者として私が最も心がけたのは、治療が少しでもよい方向に向かうように「免疫力を上げる＝ストレスを減らす」ことでした。

そのためにあらゆることでポジティブな面を意識するように努力をしました。ものごとには多くの場合、否定的な面と肯定的な面があります。人生八〇年としたら、能天気だと思われても、肯定的な面を見て楽しく生きたほうが得だと思うのです。私はもともとそのような考え方をしていたうえに、がんになって免疫力を上げる必要性が出てきたので、さらにポジティブな面を意識するようになったのです。

がんでなくても、病気への不安を抱えながら働いていくことは、何かとストレスが発生します。周囲への気遣いや、思うようにできないことへの苛立ちもあるでしょう。同時に、「病は気から」というように、病気に立ち向かう時のストレスはできる限り軽減したほうがよいのです。実際に難病にはストレスがよくないと医師から言われているので、ストレスを軽減するための方法を教えてほしいと相談されることもあります。

近年、科学技術の進歩により、がんに対する免疫のさまざまな働きが明らかになり、その重要性が認知されつつあります。体内でがん細胞が発生しても、免疫のほうが優位であれば、がん細胞の増殖を抑えることができます。また、免疫細胞には体内で発生したがん細胞だけでなく、外から侵入した細菌やウイルスなどを常に監視し撃退する自己防衛機能もあります。

しかし、ストレスや不規則な生活が続くことで、免疫細胞が活性化されなくなり、その力が衰えてしまうと、がん細胞がおとなしくしていてくれませんし、感染症などにかかりやすくなります。病気を治療しながら仕事と両立していくのなら、少しでもストレスを軽減して、生活リズムを整えることが大切なのです。

ストレスを軽減するために実践していただきたいのは、「自分が楽になる捉え方をする」ことです。人は新しい刺激（ストレッサー）に対してストレス反応を起こします。このストレッサーとストレス反応の間には、捉え方（認知）がかかわるのです。

たとえば、がんだとわかったことで、「なぜ自分がそんな病気になるのか、運が悪い」と捉えると、辛く憂うつなストレス反応が起きます。しかし、「がんにかかってしまったが、早くわかってよかった」と捉えると、ストレスは軽減し、前向きに治療に臨めます。

私は仕事などで自分の裁量が低いことにいちばんストレスを感じるので、どうにもならないことと、自分の意思でどうにかできることを分けて考えるようにしました。

突然病気になるという「不可抗力な出来事」であっても、コントロールすることはできると思うのです。起きてしまった現実の中で、何を優先させるのかを自分で決めていく。自分の人生を充実させるかどうかは自分次第です。納得できる人生を創るのは自分しかいないのです。

たとえ健康な人より寿命が短いとしても、その期間を少しでも有意義にすごさないともったいない。一人でも多くの人が、そんなふうに考えて自分のキャリアを諦めず、関心を持って主体的に自分の人生を築いていっていただきたいと思います。

ラッキーなことを探す

自分が楽になる捉え方をするために、私が具体的に行ったことを紹介します。ぜひ試していただきたいので、応用できるように詳しく書いておきます。

それは自分が置かれている状況を客観的に整理していく時に、「病気にはなってしまったが、その中でもラッキーだったなと思えること」を探していったのです。

私の病気は多発性骨髄腫という血液の悪性腫瘍の一つであり、再燃しやすいため長期にわたり、病気と付き合っていかなければならない、難しいものです。しかし、そういう状況下でも、ラッキーなことがたくさんありました。

C先生との出会いで早期に病気を発見できたというラッキー

「もしもの場合があるから、もっと詳しい血液検査をしてはどうか」と勧めてくださったC先生に出会えたのが、本当にラッキーだったと感謝しています。C先生に出会えたのは運命的で、他の先生たちが「問題ない」という中でただ一人、そのC先生だけが「念のため」と粘ってくれました。私はなぜかC先生のおっしゃっていることが真実だと直感したのです。C先生に出会えたこと、そして直感に従って行動したことがラッキーでした。

病気が見つかった時期やあらゆるタイミングがうまく合ったというラッキー

一二月に外来を受診して、その場で骨髄検査を行い、一二月中旬には入院治療を始めることができました。外来で診てくれた医師が、「一日を争うほどではないけれど、早く治療を始めれば、それだけ早くよくなる」と勧めてくださったおかげです。外来を受診したその日に、骨髄穿刺《せんし》による骨髄検査を行うと告げられた時は、まったく心の準備ができておらず、さすがに引きました。しかし、今にして思えば、思い悩む暇さえなかったのも、かえってよかったのかもしれません。

結果的にその素早い対応のおかげで年内に治療が始められて、副作用の状況などの確認ができたことで、不安が解消されました。

年末には退院して、一月から通院治療に切り替えることができたのは、とても幸運だったと言えるでしょう。年末年始の慌ただしい時期でしたが、仕事の段取りをつけることもでき、仕事の関係先への迷惑は最小限に留めることができました。私と家族の精神的な安定のためにもよかったと思います。

仕事に関して協力的な主治医に出会えたというラッキー

情報収集によって治療の流れをだいたい把握したうえで、実際に主治医から今後の治療の進め方についての説明を聞いて、見通しを確認していきました。

たとえば、1クール目と2クール目の間はどれぐらい空けておかなければいけないのかなどを相談することで、判断の基準を自分なりに理解していきました。

仕事の状況なども考慮して治療を行っていくためのスケジュール表を自分で作成し、主治医と相談しながら予定を決めていくことで、自分で治療をコントロールできている実感が持てました。仕事の状況をきちんと伝えれば、主治医も考慮してくれるものです。

このように自分の裁量で治療のスケジュールをコントロールできたことが私のストレスを軽減してくれました。

たまたま入院した病院が多発性骨髄腫の専門病院だったというラッキー

通院の利便性を考えて、自宅から近いN医療センター宛ての紹介状を書いてもらい、治療を始めることになりました。

セカンドオピニオンを受けるまで知らなかったのですが、そこの血液内科は多発性骨髄腫の専門性の高い病院でした。なんというラッキーでしょう。いろいろ調べていくと病室も他の病院よりクリーンルーム数が多く、あとの自家造血幹細胞移植の入院も、あまり待たずに治療を始めることができました。

新薬が続々と発表されて、治療の選択肢が広がっているというラッキー

二〇〇六年以降相次いで登場した新薬で、従来に比べて投薬によるがん治療の予後は大きく改善しました。

これらの薬剤は再発・難治性の多発性骨髄腫に対する治療薬として承認されていましたが、二〇一一年と二〇一五年に、未治療への適応が追加されました。すなわち、私は初めて治療を受ける時から、新薬を使うことができました。これもラッキーでした。さらにラッキーだったのは、その薬が私にとても合っていたようで、ほとんど副作用がありませんでした。

二〇一五年以降は新薬ラッシュで、新たに登場した薬剤は、再発した場合の治療に優位性があるようです。今後再発した場合でも対処する新薬がいろいろと生まれ、選択肢が広がっていることは、患者の不安を軽減してくれます。

経済的な面でのラッキー

私はがん保険もしっかりかけていました。かなり高い金額でもあったので、何度か見直そうかとも思いましたが、解約しなくてよかったとつくづく思いました。一二月に多発性

骨髄腫であるとわかった段階で、すぐに保険会社に電話を入れて、一時金と入院給付金がどれぐらい出るのか確認しました。おかげで少し贅沢でしたが個室を希望しました。個室だったので空きがあり、すぐに入院できました。

経済的な不安がないということは、治療を受けていくうえで何より大きなサポート要因になります。

このようにラッキーを探していくことで、「自分は運がよいのだ」というポジティブな思考を生み出せます。ポジティブ心理学でも、毎晩寝る前によいことを三つ書くことを一週間継続するだけで、その後半年間にわたって幸福度が向上し、抑うつ度が低下するという研究結果もあります。

がんになってしまったことは確かに不運かもしれません。でも悪いことばかりではなくて、「不幸中の幸い（?·）」を見つけていくことができます。

ちょっとしたことでよいのです。たとえば、「病棟が一一階だったので、目覚めた時の朝焼けがとてもきれいでそれだけで力が湧いてきた……」、こういう小さなことでよいのです。

このように「いいこと探し」をすると元気が出てきます。書き出して可視化するとさらにいいと思います。可視化することで、客観的に自分の状況を理解することにも役立ちます。

がんになってもかわいそうではない

小林麻央さんが、二〇一六年にイギリスのBBCへ寄稿した文章中の「可哀想に……そんなふうには思われたくありません」というメッセージは記憶に新しいと思います。

彼女がその理由として「病気になったことが私の人生を代表する出来事ではないからです」と書いているのを読んだ時、私は「そのとおり」と思いました。

がんになったからといって、今まで頑張ってきたことが無駄になることはないし、充実していた日々が空虚になるわけではないのです。確かに、治療や通院などであらゆる行動に制限が出てきます。できないことも増えるかもしれません。しかし、反対にできることも出てくるのです。これは、がんだけでなく、長期にわたって病と付き合っていかなければならない転機に遭遇したすべての人たちにわかってほしいことです。

周囲の人は「かわいそうに」と思う人もいるかもしれませんが、自分で自分を「かわいそうな人」にする必要はありません。多くの人に、がんは特別なことではなく、誰でもなる可能性のある病気であり、がんになったからといって、人生が終わってしまうわけではないという認識を持ってほしいと思います。

私と久しぶりに会った人はみな「心配していたけど元気そうだね」「本当に病気なの?」と言います。

私が強がって元気そうに振る舞っていると感じる人もいて、「無理しなくてもいいんだよ」というニュアンスの言葉もいただきます。

いろいろな書物には「がんだと知った当初は大きなショックを受けるが……」と必ずといっていいほど書かれています。多くの人はそういう予備知識があるからか、「ショックだったろうね」とか「大変だったね」という慰めの言葉をかけてくれるのです。

しかし、必要以上に配慮に溢れた扱いを受けると、だんだん「ショックを受けなければいけないのか」と、かえって心配になってしまったというのが実感でした。「深層心理で『辛い』という気持ちを抑圧しているのかもしれない」とか、「私は変なのか?」という不安が出てきたのです。

そこで、大先輩にカウンセリングを受けにいき一通り話を聴いていただきました。そして「今日いちばん相談したかったことは」と問われて、「がんになったのに、まったく落ち込んでいない、私って変ですか」と相談したのです。その時、その大先輩から「あなたは、変なのではなく、レジリエンスが高いのだ」と言っていただきました。かわいそうなのでも、変なのでもなくて、レジリエンスが高いのだと思えてホッとしました。

レジリエンスが高いとは

レジリエンス（resilience）とは、もともとはストレスと同様に物理学の用語です。ストレスは「外力による歪み」を意味し、レジリエンスはそれに対して「外力による歪みをはね返す力」を意味します。

心理学では「ストレスや逆境に直面した時、それに対応し、克服していく能力」を指します。「折れない心」とか「回復力」と表現されますが、私は「しなやかさ」という表現のほうが好きです。

レジリエンスを高めるポイントは五つあると言われています。

・今の自分を認める自尊感情、自己肯定感を持っている。
・物事に一喜一憂しないで感情をコントロールすることができる。
・楽観性を持って状況に適応していける。
・サポートしてもらえる人間関係がある。
・直面する課題に対してきっとやれると思える自己効力感を持つ。

確かにこの五つなら、私のレジリエンスは高いと言えます。「今のありのままの自分でよい」と思っていますし、「ありのままの自分が好き」と言ってよいかもしれません。なぜ私がそのような心の状態を保てるのかというと、カウンセラーという職業柄、感情のコントロールができるから、また年齢を重ねるごとに「まあ、いいんじゃない」とか「なんとかなるわ」と思えるようになったからです。

周囲の人間関係にも恵まれています。そして、未来に向けて「多分うまくいく」「やれるだろう」という自己効力感を持てています。

でも、最初から自己効力感が高かったというわけではなく、企業の中でのさまざまな経験と、カウンセラーとしてキャリアチェンジしてからの経験を通して、多くのことに気づき、多くのことを学んだからでしょう。

さらに相談者と向き合ってきた経験からも多くのことを得ることができました。その結果として、レジリエンスが高まっていったように思います。

レジリエンスは誰の中にもあります。普段はあまり意識していないだけです。そこで、レジリエンスを筋肉を鍛えるように高めてみてほしいのです。方法としては、「I can」「I have」「I am」「I like」を書き出してみることです。

自分のできることや強みを意識化して、自分が持っている応援団を整理して、自分の好きなこと、ワクワクすることを思い浮かべて、意欲的に行動していきましょう。

このように、みなさんも、レジリエンスを高めることは可能です。少し捉え方や物事の見方を変えてみることに、ぜひチャレンジしてみてください。

ベネフィット・ファインディングという考え方

レジリエンスと同様、ポジティブ心理学に含まれる概念の一つに「ベネフィット・ファインディング（benefit finding）」があります。

ベネフィット・ファインディングとは、逆境に遭遇することで、それまでは何でもないと思っていた出来事に意味と価値を見出す過程を言います。

近年、医学の世界でも注目されており、慢性疾患や不治の病に侵され、「病とともに生きる」ことを強いられた人々が、絶望感を生じながらも、逆に生きる力を強め、他者から見れば不幸と思われる状況にさえも、価値を見出す状況を指します。困難な状況の中でも一筋の光を見出すことができ、生きることへの意欲が高まり、人生を豊かに感じることです。

ベネフィット・ファインディングを経験するためには、自分が遭遇している困難な状況を「理解する」、そして「否定しない」というプロセスが大切です。すなわち、現実をありのままに受け止めて、「あるがまま」を受け入れることです。「ありのまま」を直視するのは非常に難しいことですが、ここで客観的に自分と自分の状況を見つめない限り、ベネフィット・ファインディングは経験できません。

また、「否定しない」プロセスに至るには、自分の気持ちを受け入れてくれる他者の存在が必要不可欠となります。

前述したレジリエンスもそうですが、やはり他者との関係性の中でポジティブな感情は育まれていくように思います。

客観的に物事を捉えていくこと、周囲のサポートを得ながらよい面に注目していくことが、しなやかに病気と共に生きていくうえで必要なのでしょう。

こういう概念があることを知ったのは、二〇一八年のことです。その前年、がんと向き合っていた時は知りませんでしたが、結果的に同じようなプロセスをたどっていたのだと思いました。そして、やはり間違っていなかったのだと自信を持つことができました。

血液のがんになったという現実を理解して、受け入れてきました。そして、がんサバイバーになったからできることをやろうと考えるようになりました。

制約が減っていくことを楽しみにする

これは友人に気づかせてもらったのですが、制約があることを嘆くより、制約が減っていくことを楽しみにすることも、病と共に生きていくためには重要なことです。

治療中はいろいろ制約が出てきます。たとえば、食べるものも生ものはダメ、発酵食品はダメなど、入院中にはたくさんの制約がありました。また、温泉もダメでした。免疫力が低下しているため感染症を発症するリスクが高いからです。

しかし、これらは治療が進むにつれて少しずつ解禁になっていきました。

食べてはいけないものが食べられるようになる、行ってはいけないところへ行けるようになる、やってはいけないことがやれるようになる、その喜びをしっかり味わうことです。

病気になるまでは当たり前だったことが、制約を受けて初めて大切なことだったとわかる。そして、回復とともにそれができるようになることを「嬉しい」と感じられる。これぞ「ベネフィット・ファインディング」です。

今は、アルコールも飲めますし、生ものも食べられます。納豆やキムチなどの発酵食品も食べられます。

お寿司が解禁になった時は本当に嬉しかった。本当は解禁には一か月早かったのですが、北海道への旅行があったので主治医におねだりしてしまいました。

通院日に行った血液検査の結果、順調と言われたあとに、「来週から北海道なんです。北海道はお刺身やお寿司が美味しいですよね。まだ駄目ですか～」と私。これには主治医も笑いながら、「う～ん、新鮮なものならいいでしょう」と許可を出してくれました。思わず「やった!!」と声を上げてしまいました。

そして、いよいよゴルフも解禁になり、一年半ぶりにコースに出ることができました。主治医だけでなく、慎重派のC先生からもゴーサインを出してもらえて、心置きなくプレーを楽しんでいます。もちろん、無理をしない範囲内で、体調管理をすることが必須です。

周囲の人に病気のことを話す時も、今の状況でのマイナス面ではなくプラス面を話すと、話し相手に余計な気を遣わせなくてすみますし、時には「元気をもらった」と笑顔で言われたりします。

そうは言っても、まったくマイナスの感情がなくなったわけではありません。イラっとしたり、ムカッとしたり、人間ですからそんな感情もあります。ポジティブ心理学は、マイナスの感情を排除するものではありません。マイナスの感情も含めて受け入れていくのです。

でも、そのマイナスの感情に振り回されたり、抜けられなくなったりしないように気づいたら、意識してプラスの感情に上書きをするようにしています。笑ってすごしているほうが、眉間のしわもなくなり、ストレスも減ってラッキーだからです。

以上が、がんと診断された後、免疫力を上げるために私が考えてきたことや実践してきたことです。ポイントは、自分の健康のために、ストレスを減らすことです。よかったら、皆さんも実践してみてください。

第四章

がん治療スタート

1 入院中のすごし方

本章では、何のがんにかかったのか、またそのステージや治療方法によっても違うと思いますが、数週間入院する場合、どのような準備が必要か、またどのような心持ちですごすのかなど、入院に関して知っておいてほしいことを、私の体験からお伝えしていきます。

入院前の準備（クリーンルームの場合）

事前に病院で入院手続きをした時に、入院中に必要なものが列記された書類をもらいます。そこに書いてあるものと病院の売店でどのようなものが販売されているのかを確認しておきましょう。

「できるだけ荷物は最小限にしましょう」と言われますが、そこは状況によって違ってきます。入院期間がどれぐらいになるのか、どのような治療内容で、病室の外に出られるのか、クリーンルームなどで外に出られないのかなど、主治医に確認しておきましょう。

たとえば、強い抗がん剤治療を行うことで血液細胞を造る組織である骨髄の働きが抑制される「骨髄抑制」によって感染症リスクが高まる場合、外界からの感染を予防する設備が整ったクリーンルーム（無菌室）に入ります。

クリーンルームは特別な空調設備（高性能フィルター）を使用して、きれいな空気を循環させています。そのため、清潔な環境を保つことが要求されます。

具体的には、身の回りを整理整頓し、ベッド周り、テーブルなどは、除菌効果のあるティッシュなどでほこりなどがたまらないようにする、身体の清潔を保つため、発熱のない限り毎日、シャワーを浴びる、パジャマを着替えるなどです。もちろん病院によっても異なるので、確認してください。

白血球が一定の状態に回復するまで、クリーンルームから出ることはできません。お願いすれば、必要なものを売店で購入してきてもらえますが、やはり気が引けます。家族の見舞いにも制限があります。

その中で、先ほど述べたように、パジャマを毎日着替えるために、洗濯をしてきてもらう必要が出てくるわけです。家族の負担も含めて、これらの状況を事前に確認して、準備するものを考えておきましょう。

ここでは、一般的な持ち物リストは、病院から配布されるのを参照していただくとして、私の体験から追加しておくとよい内容をお伝えしたいと思います。

パジャマは、吸湿性がよく、前開きでゆったりとしているものを着替え用も含めて、四〜五枚用意しておきましょう。家族が来られる頻度によって病室に持っていく枚数を決めます。たとえば、毎日来てもらえるなら、もしもの場合を考えて、着替え用を一枚置いておきます。もしくは、病院のレンタルを活用することもできます。

もしもの場合というのは、何かで汚してしまう可能性や、汗をかいて着替えたほうがよい場合などに備えるということです。五枚あれば、家族も毎日洗濯しなくても済むはずです。病室の外に出られるようになった時のために、パジャマの上に羽織れるものがあったほうがよいでしょう。

タオル類はバスタオルやフェイスタオル以外に、使い古したフェイスタオルを数枚用意しておきましょう。吐き気がした時や脱毛が始まった時などに、捨ててもいいタオルがあると気が楽です。

足が冷えますので、靴下は必ず持っていきましょう。

食器類は病院で提供されますが、自分用のはしやスプーンが欲しい人は忘れないようにしましょう。コップなどは、ストロー付きコップが便利です。

その他、筆記用具、携帯電話の充電器、パソコンかタブレット、イヤホンなどです。

パソコンやタブレットは、映画などが見られるように準備しておくと、果てしなく退屈な時間を紛らわすことができます。

あとは、食欲がなく病院食を食べられない時のために、「ウイダーinゼリー」（森永製菓）や「オーエスワン」（大塚製薬）のゼリーなど、喉越しがよく、栄養が摂れるものを用意しておきましょう。

また、同じ姿勢で寝ていると、背中や腰が痛くなるので、クッションや車用の背あてクッションなどがあると助かります。

わからないことだらけだからこそ聞いていこう

入院が初めての経験なら、わからないことがあって当たり前です。病院側も、経験の少ない看護師さんが多い日や、看護師さんが急な休みで人数が少ない日など、その時その時によっていろいろ事情があります。さらに、看護師さんによって、丁寧だったり、大雑把だったりもします。

私も一か月弱入院して、嫌な経験や嬉しい経験をして、今思うのは、わからないことだらけなのだから、できるかできないかも含めて、自分が快適にすごすために必要なことをお願いしてみたり、聞いてみたり、積極的に行ったほうがよいということです。

実際私が入院した時も、初日に看護師さんからの説明が漏れていたために、知らなかったことで注意を受けました。後日、他の看護師さんに「できることはなるべく自分でやりましょう」と言われて、初めてその作業は毎朝やるべきことだとわかったのです。

反対に、ある看護師さんが気を利かせて、点滴のコードを延長してくれて、不自由さが大幅に改善したこともあります。小さな気配りですが、とても助かりました。

気配りのできる看護師さんにあたるかどうかで、入院中の快適さは変わってくるのです。些細なことですが、閉鎖された病室の中でどのようにすごすのかは、メンタルにも大きく影響を与えていきます。

たとえば、こんなことがありました。下痢の状態が続き、腹痛で夜も眠れないことがありました。私は限界まで我慢してから、夜中に下痢止めのお薬をお願いしたのですが、医師の了解がないと出せないとのことで、翌朝まで我慢するしかありませんでした。もっと早くお願いすればよかったと後悔しました。

その時は、一人の看護師さんが気を利かせてくれて、タオルで作った湯たんぽを持ってきてくれたのです。お腹を温めることで、痛みも和らぎ少し眠ることができました。

そもそも、看護師さんが気を配ってくれるのを待っているのではなく、自分から要望を出していくようにすればよかったのです。

患者の状態は一人一人違います。患者のほうから看護師さんに伝えていかなければわかってもらえません。特に夜勤の時は少ない人数で、多くの患者を看ているので、自分からSOSを出していきましょう。

同時に、できれば医療関係者の方もコミュニケーション力をつけていただけるとありがたいです。入院中は、やはり強い抗がん剤の治療を行っていることもあり、さすがに心身ともに、しんどい日が続きます。いつも前向きなことばかり書いているような私でさえ、ため息ばかりついていたそうです（無意識に大きなため息をついていたようです）。

気持ちが滅入りがちな時に、同じようなことでも、ポジティブな言葉をかけてくれる看護師さんなのか、否定的な言葉で返される看護師さんなのかは、患者の気持ちに大きく作用します。

もちろん、安易に希望を持たせるような言葉をかけて、あとでかえってショックを与えることにならないように慎重になる心理はとても理解できます。

しかし、入院中の数少ない会話で否定的な言葉で返されるより、できるようになったことや、昨日よりよくなったこと（たとえば、おかずは全部食べられたとか、顔色がよいとか）を、フィードバックしてもらうと、患者としては頑張れるのではないでしょうか。

また、看護師さんが不安そうにしたり、迷ったりするのも困りものです。患者はその数倍不安になりますので、多少強気でいてほしいと思います。

たとえば、点滴の針を刺す前など、ベテランの看護師さんは有無をも言わせずブチュッといきますが、やたら迷う看護師さんがいます。経験豊富な人でも、気を遣って迷うようです。

私の場合は、血管が細くて点滴の針を刺すのが難しく、できるだけ不自由にならないような場所を探してくれるのですが、結局やり直しになるぐらいなら、どこでもいいからさっさと刺してくれたほうが楽なのです。

入院中の人間関係を良好に——看護師さんは名前で呼ぼう！

病院の規模にもよると思いますが、多くの病院では複数の看護師さんがシフトで担当してくれます。私も、ずっと同じ看護師さんではなく、十数名の看護師さんが日中の担当、夜間の担当と日替わりでした。

入院当初の辛い時期は、心の余裕もなく、看護師さんの大変さなどは気にもしていませんでした。クリーンルームの生活にもなれて、下痢や吐き気などの副作用も、少し落ち着いてきたころに、やっと相手の立場に立って考えることができるようになりました。そして、気づいたのが、看護師さんに声をかける時、ちゃんと名前で呼んでいないということでした。

入院後一週間たってからになってしまいましたが、朝や夕方の交代時に挨拶に来てくれた時、名前を確認するようにしました。そして、できるだけ覚えて、名前で呼ぶようにしていきました。

必要最小限の会話だけよりも、少しでも雑談することができれば、お互いの気持ちの交流が図れるのです。

看護師さんは基本的に、患者のサポートをしようと思ってくれています。こちらから、心を開いていくことで、会話が増えると、ちょっとしたことも聴きやすくなっていきます。たとえば、看護師さんの襟のところのバッチの意味など。バッジや制服で正看護師か准看護師か、主任かどうか、また専門性のある看護師かなどがわかるそうです。

また、食事が完食できた時など、報告すると「凄いですね」とほめてくれます。ポジティブな言葉がけをしてくれる看護師さんが担当の日は、そんな会話を楽しんだりしてすごしていました。名前で呼ぶことと、何かしてもらった時に「ありがとう」と伝えること、この二つを意識していくことで、看護師さんとの心の距離を少し近づけることができます。

数週間、限られた人との関わりしか持てない入院中は、同室の入院患者さんや看護師さんとの人間関係も良好にしていき、自分自身が気持ちよくすごしていく環境を整えていきましょう。

看護師さんとの関係で言うと、ナースコールは割と押しづらいものです。看護師さんも忙しいのがわかっているので、ついナースコールを押すのを我慢していたら「遠慮しないで押してくださいね」と言われたりします。

ナースコールは「緊急事態の時だけ」ではないそうです。無理をして転倒したり、ケガをしたりすることのないよう、遠慮せずにナースコールを押しましょう。不便で困っていることなどを相談すると、いろいろなアイデアを教えてくれることもあります。

とりあえず「言ってみる」「聞いてみる」ことが大事です。名前で呼ぶことで心の距離が近づくと、相談もしやすくなっていきます。ぜひ試してみてください。

セロトニンを増やすために、外の光を部屋に取り込もう！

ある看護師さんに教えてもらいましたが、病室の窓のカーテンを開けておくかどうかも、患者の状態によって違うようです。私は、カテーテルで点滴につながれた状態だったので、窓まで行くのも面倒で、ずっとカーテンは開けっ放しでした。そのほうが天気のよい日は、陽の光で目覚めることができるからです。

「陽の光を浴びようとすることが大事で、病気に対しても前向きに取り組んでいる」と、その看護師さんはとてもほめてくれました。それは普通のことだと思っていたので、少し驚きましたが、人によっては、陽の光が辛いと、ずっとカーテンを閉めたままの人もいるようです。

陽の光は人間の精神状態にとても大きく関係しています。朝日を浴びることで脳が目覚め、セロトニンが分泌を開始します。さらに陽の光に含まれる紫外線にはビタミンDの生成を促す働きがあり、これがセロトニンの生成を助けるのです。

脳内神経伝達物質のセロトニンは精神を安定させます。セロトニンは別名「幸せホルモン」とも呼ばれています。セロトニンは、朝の心地よい目覚めをもたらし、心をポジティブにし、自律神経を整え、身体の痛みを調整する、といった健康的な生活に欠かせない働きをします。

反面、分泌が減ると、不安感や抑うつ気分が高まってしまいます。たとえば、冬に日照量が少なくなる北欧などの緯度の高い地域、陽の光の少ない雪国などの地域では、冬の期間にうつ病患者が増加すると言われています。日照不足によるセロトニン分泌の減少が大きな原因の一つと考えられています。

入院中は何かと不安や憂鬱な気分になりがちです。できる範囲で、太陽の光を浴びることで脳内のセロトニンを増やして、不安や憂うつを軽減していきましょう。

ネガティブ、ポジティブを問わず気持ちを日記に書きとめる

入院中は、日記をつけることをお勧めします。ノートに書いてもよいですし、スマホに入力するのもよいでしょう。最近は日記のアプリケーションもたくさん出ています。

「ライティング・セラピー」をご存じでしょうか。日記などの「ライティング」は、メンタル面へのセラピー効果を高めます。自分の感情を文字に起こすことで、自分が置かれた状況や身の回りで起こる出来事を深く理解することができて、感情の安定につながっていくのです。

書いていくことで、いろいろな気づきが生まれてきます。実は前に書いた、看護師さんの名前を覚えるというのも、入院中に日記を書いていて気づいたことです。あれこれ書いていると、不思議なことに見えなかった自分の感情や、抑制していた想いなどが溢れてくることがあります。

最初は感情をうまく扱えなかったり落ち込んだりするかもしれませんが、徐々に客観的

に見つめることができるように変わっていきます。

気持ちが沈みがちな時は、まずはありのままの自分を、客観的に見つめることが大切で、書くことでそれが可能になるのです。気持ちがすっきり整理されれば、自分にとって大切なこともわかってきます。

米国の心理学者の研究によると、心の内にこもった負の感情を書いて表に出すことは、感情を落ち着かせる効果があるとされています。このように海外では、ライティング・セラピーに関する研究が進んでおり、科学的根拠もあるのです。

ライティング・セラピーは筆記療法とも呼ばれていて、心理学者のJ・W・ペネベーカーは自身の研究で「書き出す」ことの効能について明らかにしました。ペネベーカーは、過去にトラウマを抱えた人を対象に、筆記をしたグループ、何もしないグループに分け、それぞれの心理的な変化や生活上の変化を観察するという実験を行いました。その結果、筆記を行ったグループのうち、全員が肯定的な反応を示し、八〇%が自信が持てるようになったそうです。

数年前にキャリアの相談に来た学生に、ある人に手紙を書くことを提案しました。当時は勉強不足で、ライティング・セラピーについて知りませんでしたが、その学生から後日、お礼のメールがきました。そこには、「手紙を書くことで自分の気持ちが整理できて、心が軽くなりました。手紙は結局出しませんでしたが、そのことが重要なのではなく、手紙を書くことで自分と向き合うことを勧めてもらったのだと理解できました」と、書かれていました。

私はまさしく、ライティング・セラピーを提案していたのです。

入院中は、病状も一進一退が続き、気持ちが滅入ることもあります。時間が過ぎるのをとても遅く感じてしまい、時計とにらめっこの日もあります。いつになったら、この苦しい状態が落ち着いて退院できるのか、不安になることもあるかもしれません。そんな時に、ライティング・セラピーにぜひ挑戦していただきたいと思います。

以上が、私の体験から入院に関して知っておいてほしいことです。看護師さんの名前を覚えるとか、陽の光をお部屋に入れるとか、日記を書くとか、どのような病気で入院しても応用できると思いますので、参考にしてください。

2

副作用とセルフケア

抗がん剤の治療というと「副作用が辛くて」というイメージがあります。しかし、がん医療は日進月歩の勢いで進化しています。治療効果が高まる一方で、体の負担を最小限にするための工夫も進んでいるのです。副作用に関して痛みや辛さをコントロールするための技術やノウハウが蓄積されてきました。

副作用についての理解を深め、必要以上に不安に思わないようにしていきましょう。さらに自分でできるセルフケアなどを実践していきましょう。

抗がん剤治療で副作用が起こる仕組み

抗がん剤の副作用について正しい知識を持つことは、治療への恐怖心をやわらげ、不必要な不安に陥らないためにも大切なことです。繰り返しになりますが、予備知識を持って、主治医や看護師など医療関係者に確認していくことが重要です。まず、副作用が起こる仕組みを理解しておきましょう。

抗がん剤治療は、がん細胞が増えるのを抑えたり、成長を遅らせたり、転移や再発を防いだり、小さながんが転移しているかもしれないところを治療するためなどに用いられます。

手術治療や放射線治療が、がんに対しての局所的な治療であるのに対し、抗がん剤治療は、より広い範囲に治療の効果が及ぶことが期待できます。

このため、転移がある時、転移の可能性がある時、転移を予防する時、血液・リンパのがんのように広い範囲に治療を行う必要がある時、などに選択されます。

抗がん剤は、活発に増殖する細胞に対して治療効果を及ぼしますが、がん細胞と同時に正常な細胞まで攻撃してしまいます。このため、正常な細胞がダメージを受けて、さまざまな影響が起こります。細胞分裂が活発な細胞が影響を受けやすいのですが、具体的には「皮膚やつめ、胃や腸管の粘膜、骨髄の造血細胞、口やのどの口腔粘膜、毛根の細胞」などです。

すなわち細胞が分裂や増殖することで機能を維持している正常な組織や器官に影響を起こす、これが副作用です。

ある意味、副作用は治療のために発生するものですが、副作用に悩まされる人は少なくありません。副作用の症状をやわらげるためには、セルフケアと支持療法をうまく活用していくことです。

支持療法とは、がんに伴う症状や治療による副作用を軽減する目的で行われる予防策や治療のことです。たとえば感染症に対する積極的な抗生剤の投与や、抗がん剤の副作用である貧血や血小板減少に対する適切な輸血療法、吐き気・嘔吐に対する制吐剤（吐き気止め）の使用などがあります。

セルフケアとしては、自分の症状を把握することと、軽くても副作用がある場合は我慢しないで、主治医や看護師に相談することが大切です。

日常的に行えるセルフケア、うがいや手洗い、身の回りを清潔にする、マスクを着用するなどは積極的に行っていきましょう。そして、何より気持ちを楽にすることです。精神的な影響も大きく、負のスパイラルにならないように、必要以上に怖がらないこと、頑張りすぎないこと、我慢しすぎないことが大切です。

副作用の一般的な対処法は、専門書に任せることにして、今回は、私なりに体験してきた対処の方法を紹介していきます。

吐き気、下痢や便秘、貧血、めまい、しびれ……さまざまな副作用とセルフケア

吐き気や嘔吐

「胃や胸がムカムカする」「吐きそう」などの症状が現れ、嘔吐することもあります。抗がん剤によって脳の神経が刺激されて起こると考えられていますが、治療に対する不安などの心理的な要因も関係しています。

私の場合は、入院時にずっと点滴のためにカテーテルでつながれた状態で、さらに尿を溜めておくなど不自由を強いられました。このような心理的なことや病院食のにおいなどで吐き気や嘔吐がありました。

対策としては、主治医に相談すれば、事前に吐き気を抑える制吐剤が処方してもらえます。また、吐き気を感じたら、冷たい水などでうがいをすると効果的です。ただ、点滴で

つながれた状態では動くのが億劫です。ベッドの周りに用意できるもので、コップに氷などを入れておいてそれを舐めたり、口当たりのよいものを飲んだりなどで気を紛らわすとよいでしょう。

食事は無理をせずに食べられるものを探し、少しずつ食べるようにしましょう。吐き気や嘔吐が長く続く時や、食事や水分をほとんど摂れない状態が続くこともあります。「栄養を摂らないと」と思い、無理して食べて嘔吐するより、点滴による水分や栄養補給をするなどの治療を選択するほうがよいそうです。

ただ患者側からすると、栄養補給のための点滴は、太い血管に投与する必要があるという理由でカテーテルを抜いてもらえず、長期間つながれたままでいること、その不自由さこそストレスなのです。

さらに、クリーンルームでは無菌食になるのですが、これが「不味い」のです。それまでと同じメニューなのですが、なぜかとても不味いのです。食べ物の持ち込みは一日一回で、時間も制限されていますので、サポートしてくれる人と相談しておきましょう。

お勧めは、前にも紹介した経口補水液の「オーエスワンゼリー」(大塚製薬)や、ゼリー飲料の「ウイダーinゼリー エネルギーイン」(森永製菓)のマスカット味です。エネルギー補給にもなりますし、冷蔵庫で冷やしておくと食べやすいです。

下痢や便秘

腸の粘膜が化学療法の影響によって荒れて炎症を起こし、下痢になることがあります。反対に、腸の動きに影響を及ぼして便秘になる場合もあります。

私の場合は、下痢に悩まされました。下痢止め（頓服）と整腸剤を処方してもらいましたが、下痢止めは一日の施薬量に制限があり、薬の効果が切れた時が辛いのです。下痢に伴う腹痛もあり、夜中もぐっすり眠れない状態が続きました。

対策としては、日中はできるだけ我慢して、夜寝る前に下痢止めを飲むようにしました。こういう工夫で睡眠を確保することも大事です。

また、看護師さんに相談すると、湯たんぽ（高温のホットタオルで作ったもの）を用意してくれました。お腹を温めることで、少し腹痛もやわらぎます。「ホカロン」を貼るとよいのではないかと思って看護師さんに確認すると、「低温火傷になる可能性がある」と却下でした。下痢の場合、脱水状態にならないように、水分補給をまめにすることもセルフケアとして重要です。

貧血、めまい

抗がん剤によって血液を造る骨髄にある造血幹細胞の機能に影響が出るため、赤血球や血小板も減少して貧血が起こります。具体的には、だるい、疲れやすい、めまい、息切れなどの症状が現れるのです。

入院治療中は、基本的にベッドで寝ているのであまり気になりませんが、退院後にこれらの副作用に悩まされるかもしれません。

私は生まれて初めてめまいを経験しました。それまで、自分がめまいだと思っていたのは、「立ち眩《くら》み」程度だったとわかりました。

めまいは地面と天井がぐるぐる回り、横になっても収まらず、慌てて予約外で主治医のところに飛んでいきました。めまいに関しては処方してもらえる薬はなく、「立ち上がる時などに気をつけるように」と注意を受けただけでした。副作用でどのようなことが起こるかを理解しておき、日常的に気をつけて、慌てて転ぶなどの二次的な問題が起きないように注意していきましょう。

セルフケアとしては、治療を行っている間はどうしても疲れやすくはなっているので、無理をしないことです。疲れを感じた時はできるだけ早く寝るようにしています。「もう少し頑張ってこの報告書を……」をやめて、「明日できることは明日する」ようにしましょう。無理のない範囲で、仕事や家事をする、体調に気を配り、疲れた時は休養をとることが大事です。

手足のしびれ

手足の指先の感覚が鈍くなることや、しびれやピリピリとした違和感が出るという副作用もあります。末梢神経障害の症状で、我慢をしても回復はしませんし、目には見えない患者自身にしかわからないものなので、自分一人で抱え込まないで、主治医に相談しましょう。症状によっては漢方薬などを処方してくれます。

セルフケアとしては、手袋や靴下で手足を保護する、指先のマッサージや運動などで血行をよくすることが大切です。皮膚も乾燥しがちなので、アロマオイルなどでマッサージすることをお勧めします。

病気に立ち向かう気力にも影響する口腔内の副作用

化学療法の影響を最も大きく受けるのは、活発に分裂、増殖している口腔内の細胞です。歯茎や口、喉の内側の皮膚は、感染症などの菌が体内に侵入するのを防ぐため、絶えず分裂、増殖し、防御を行っています。化学療法の影響で、これらの細胞が破壊されると、防御ができなくなり、ほんの小さな傷でも粘膜炎や口内炎などの炎症が起きます。

また、抗がん剤の中には唾液の分泌量を減らしてしまう副作用を持つものもあります。唾液には糖質を分解したり、咀嚼や嚥下を助ける消化作用のほか、外から浸入してくる細菌などを防ぐ生体防御機能があります。

唾液の分泌が低下すると、食物を摂取すること、飲み込むこと、味覚などに障害が生じるだけでなく、口内の自浄を助ける作用が低下し、虫歯になりやすくなります。

私が投与されている骨を強くする薬などは、抜歯などの歯の治療時に顎の骨を壊死させる可能性があるので、処方の前に口腔外科で詳細な口腔内診察がありました。このように、口腔内の健康はあらゆる治療に関連していることが多いのです。

また、自家造血幹細胞移植では、アルケランという強い抗がん剤を投与しましたが、その点滴をしている間、とてもアナログな方法で支持療法を行いました。ずっと氷で口の中を冷やすのです。このため、クリーンルームには冷凍庫が設置されており、大量の氷が準備されていました。

これは、クライオセラピー（冷却療法）と呼ばれ、がんの化学療法時に薬物投与開始五分前から三〇分間程度氷片を口に含み、口腔内を冷やすという方法です。

口腔内を冷却することで末梢血管を収縮させ，抗がん剤が粘膜細胞に達する量を減少させるのだそうです。実際、私は口内炎にはならずにすみました。このように、副作用を軽減する目的で行われる予防策や治療（支持療法）など、医師主導で行ってもらえるもの以外に、自分で気をつけるセルフケアがとても重要になってきます。

なぜなら、口の健康というのは、病気に立ち向かう気力にも大きく影響するからです。口は栄養を摂取する最初の入り口です。点滴やサプリメントではなく、食べ物によって栄養を摂取することは、いろいろな臓器を動かし、ホルモンの分泌を促します。口内炎などができると、痛みで食欲が低下したり、食べることが億劫になったりします。

健康な時は気づきませんが、がん治療を始めると、患者にとって食べることは一大イベントになります。がん治療の経過がよくても、ちゃんと必要な量の食事を摂って体力がもとに戻らないと、なかなか退院することはできません。私はいちばん苦しかった時でさえ、「早くおいしいものが食べられるようになりたい」と思っていました。この食欲のおかげで最短での退院が可能になったのです。

口腔内のセルフケア

患者自身が留意しておくべきセルフケアをきちんと行うことで、口腔内の副作用はかなり軽減されます。患者自身が行う基本的な口腔ケアとしては、うがいと歯磨きです。

歯磨きは最低一日三回、朝食後、昼食後、そして就寝前に磨きましょう。歯ブラシは口腔内の粘膜になるべく触れずに歯を磨けるように、ヘッドが小さく、柄がストレートで、毛先が柔らかいものがお勧めです。また、普通の歯ブラシが届きにくい奥歯や歯の裏側などの磨き残しを防ぐには、植毛部が一束だけの極めて小さい歯ブラシ「シングルタフトブラシ」を併用するとよいでしょう。

うがいには、口腔内を清潔にする「ブクブクうがい」と、喉を清潔にする「ガラガラうがい」があります。「ブクブクうがい」は、口腔内に残った食べカスや歯垢などを除去して口腔内をさっぱりさせ、口腔粘膜の感覚を正常に保ちます。また頬の粘膜や唇に適度なマッサージを行うことにもなるので、口腔機能訓練になります。「ガラガラうがい」は喉に付着したほこりや細菌を取り除きます。

うがいをする時は、最初に「ブクブクうがい」を二~三回して口内を清潔にします。次に「ガラガラうがい」で喉全体に届くように、頭を後ろにのけぞらせて「ガラガラ」と大きな音をたて水を動かすようにします。

口の中の細菌状態は、うがいをした後二~三時間程度で、もとの状態に戻ってしまうので、頻回に行うことが大切で、うがいを効果的に行う目安は約二時間ごとです。食前、食後、就寝前、夜中に目が覚めた時など、一日に七~八回を目安に行いましょう。

殺菌効果の強いうがい薬は、逆に粘膜の刺激となる場合があるので、水道水で行います。喉に痛みなどがある場合はうがい薬を処方してくれますので、主治医に相談しましょう。また、口内炎などができている場合は、生理食塩水でのうがいがよいと言われています。

うがいの前に手洗いをすることや、うがいのあと口唇を保湿することも忘れてはいけません。

口腔ケアだけで細胞の損傷自体を防ぐことはできませんが、感染症を予防するうえで、非常に重要な役割を担っています。食事や会話が楽しめて、快適な日常生活を送れるよう、正しい口腔ケアを行いましょう。

最も注意しなければならない骨髄抑制による感染症リスク

抗がん剤治療や放射線治療によって、血液細胞を造る組織である骨髄の働きが抑制されます。前述したように、これを「骨髄抑制」と言います。医師がいちばん気にかけているのは、この骨髄抑制によって感染症にかかるリスクが高くなる副作用だと思います。

血液は白血球・赤血球・血小板で構成されていますが、そのうち白血球は細菌、真菌、ウイルスなどの病原菌と戦い、体を守る働きをしています。白血球のうち最も多いのは好中球で、白血球の六〇~七〇%を占めています。

抗がん剤の影響で好中球が減少すると、病原体と戦う身体の抵抗力が低下して、細菌やウイルスが繁殖しやすくなるので、感染症を発症するリスクが高くなるのです。この骨髄抑制による白血球減少は、ほとんどの抗がん剤で出現する副作用です。

このことは、一般の方は意識していないと思いますが、最も知っておいてほしいことの一つです。健常者には大したことではなくても、がんサバイバーにとっては、風邪やインフルエンザなどの感染症がいちばん怖いからです。

セルフケアとしては、手洗いやうがいをこまめに行い、除菌ティッシュを持ち歩き、喉が少し痛いと感じたら、ペットボトルの水でうがいをすることです。

人混みではマスクを忘れず、風邪やインフルエンザにかかっている人、あるいはかかっていそうな人には近づかない。動物にも近づかないなど注意が必要です。私は、電車の中でマスクをしないで咳をしている人が近くにいる場合、できるだけ車両を移るようにしています。

通院治療をしていると、かならず血液検査を受けるので、自分の白血球の状態がわかります。その数値も参考に主治医と気をつけることなどを相談していきましょう。

仕事と治療を両立をしていく時に、感染症を予防するためにマスクは必須アイテムですが、夏場などは暑くてつらいため、必要がない時はつけたくないものです。無理してマスクをしていると、かえって気分が悪くなってしまいますが、室内などに入った時に必要に応じて装着できるように携帯しておくことをお勧めします。

感染症予防のためにも、できるだけ「がんサバイバー」であることをオープンにすることや、元気そうに見えても抵抗力が落ちているなど、周囲の方に理解してもらうことが必要だと考えています。

抵抗力が落ちていた時期、主治医から温泉は我慢するように言われていました。温泉の環境は高温多湿なので、細菌が発生しやすいからです。健常者にとっては何の問題もないレベルでも、好中球が減少して抵抗力が落ちているがんサバイバーにとっては、肺炎などを引き起こすリスクがあるそうです。

しかし、これも治療効果が上がってくると解禁になるので、自分の体の状態によって主治医とよく相談していきましょう。

以上のように、副作用について理解して、自分でできるセルフケアを行っていくと同時に、主治医や看護師に相談しながら、我慢しないで対処していくようにしましょう。

3 脱毛なんて怖くない

がんの治療というと、脱毛のイメージが強く、そのことで精神的に辛くなってしまう人も多くいます。特に女性にとっては一大事となる場合もあります。ポジティブな捉え方を提案していきたいと思い、私の実体験から学んだこと、発見したことなどをお伝えしていきます。当事者はもちろん、周囲の方もどのように接していけばよいのか、一緒に考えていただきたいと思います。

どうして脱毛するのか

体毛は毛母細胞の分裂によって成長しますが、この毛母細胞は細胞分裂が活発に行われています。前述したように、活発に細胞分裂を行う細胞ほど影響を受けやすいため、抗がん剤治療や放射線治療により脱毛が起こります。しかし、すべての抗がん剤が髪の毛に影響を与えるわけではありません。抗がん剤の種類や投与量によって脱毛の程度は異なります。また、放射線もその強さや、方向、範囲によって、脱毛の程度は異なります。

私の中にあったイメージは、「がん＝髪が抜ける」でした。しかし、寛解導入療法で使用した抗がん剤は、髪の毛にまったく影響しませんでした。がんを告知された後、せっかちな私は、すぐにベリーショートにしたのですが、まったくの早とちりでした。

まず、自分はどのような治療をするのか、その治療は放射線か、化学療法なのか、化学療法ならどのような抗がん剤を使用し、その薬にはどのような副作用の可能性が考えられるのかを確認しましょう。

たとえば、私の場合は、自家移植で使用する抗がん剤では、髪の毛は抜けると事前に教えてもらい、入院するまでの一か月半ほどで準備を行いました。

脱毛から発毛までのサイクルを確認すると、髪が抜けてふたたび生えてくるまで、予想以上に時間がかかることがわかりました。髪の脱毛からベリーショートぐらいにまでなる経過は次のようなものです。

・抗がん剤を投与して一〇～二〇日頃から脱毛が始まります。髪以外の部分（体毛、まゆ毛、まつ毛、陰毛）まで脱毛する人もいます。
・治療終了後三～六か月後には生えてきます。でも最初は産毛のようなものです。
・人によりますが、徐々に髪が増えてきて自毛デビューするには、やはり一年ぐらいはかかります。

これは大変です。退院後早々に仕事復帰をするためには、髪の毛が生えそろうまでの期間は、ウィッグが必要になります。

髪の毛は女の命？ もっと楽に捉えよう

私はウィッグをもともと持っていましたが、次のような疑問が出てきました。「髪の毛がすべて抜けてしまった状態では、今までのウィッグは大きすぎてずれるかもしれないし、医療用というのは何が違うのだろう」。また、通常は髪の毛をネットで押さえて、ウィッグを着けますが、「髪の毛がない状態では、ウィッグの下は、どうするのだろう」。わからないことだらけでした。

ウィッグについて悩んで、主人と姉に相談すると、真逆の回答が戻ってきました。

主人は、

「別に坊主でよいのでは？　寂聴さんも坊主やし」

瀬戸内寂聴さんは出家していらっしゃるのだからよいけど、どうもカウンセラーという仕事をどこまで理解しているのか、怪しい感じです。

姉は
「そうか……、つらいなー。髪は女の命やからなー」

これは、重い。そういう意味で悩んでいるのではなく、ウィッグを新しく買うべきかどうかを悩んでいるだけなのですが……。笑い話のような二人の反応に、かえって癒されました。

ウィッグはいろいろ調べて、資料請求や試着を申し込みました。値段はピンキリです。大きく分けて、人毛ウィッグ、人毛と人工毛のミックスウィッグ、人工毛ウィッグの三つがあります。「人毛のウィッグ」がよいように思いがちですが、色あせや枝毛など手入れが大変だそうです。

また、安いウィッグ（数千円）は人工毛で、機械などで作ったものになります。すべて人工毛だと、やはりウィッグだとすぐわかってしまううえに、チープな感じがします。さらに機械で作ったものは重いので、長時間かぶると肩が凝ったり、頭痛がしたりするのでお勧めできません。その点、手植えのウィッグは軽く、簡単に手入れができます。軽くないと日々装着するのが大変なのです。

専門店では試着だけでなく、いろいろ教えてくれます。たとえば、まつ毛やまゆ毛も、人によっては抜けてしまうため、まゆ毛を目立たせないために医療用のウィッグには前髪がついているのだそうです。

結論から言って、「手植え」で「人毛と人工毛のミックス」がお勧めです。その中で、自分の気に入ったヘアスタイルのもの、値段的に納得感のあるものを選びましょう。手植えのものでも、割と安いものがあるので、いろいろ探してみることが大事です。

このウィッグ選びも、病院などで紹介されている大手の販売店で、高いものを焦って買ってしまわずにいろいろ調べて、できれば見て回りましょう。実際に試着してみないとわからない場合も多くあります。遠慮することはありませんので、不安なら誰かに付き添ってもらって選んでみてください。試着に行くことが難しい場合は、試着用のウィッグを送ってくれるサービスをしているお店もあります。

いろいろ見て回った結果、私は別々のお店で二つのウィッグを購入しました。二つとも三万円前後で割とリーズナブルでした。洗い替えも含め、気分転換のためにも違う髪型のものを購入したのです。

ウィッグ以外にはバンダナや帽子を購入していきました。ここでの「こだわり」は、色と綿一〇〇%です。私が退院したのは六月末だったこともあり、暑かったのでバンダナが大活躍でした。

バンダナは帽子ふうになっていて、後ろでひもを結ぶだけの簡単なものが重宝します。ちょろちょろ伸びてきた少しの前髪を出してバンダナを巻くと気分も少し明るくなります。

また、中折れハットやストローハット、パナマ帽などをいろいろ選んで、二つほど購入しました。お出かけの時はバンダナを巻いて、その上に帽子をかぶるなど、こんな時しか体験できないおしゃれを楽しむのもよいものです。

近所に行く時、通院の時、お出かけの時、仕事の時、それぞれのシーンに合わせて、ウィッグや帽子、バンダナなどでおしゃれを楽しみましょう。脱毛を重く受け止めるのではなく、楽に捉えて今しかできないことを楽しみましょう。

髪の毛は生えてきます。大変申し訳ありませんが、ＡＧＡで悩んでいる人とは違い、脱毛の要因ははっきりしており、時間がたてば生えてくるのですから、気楽にその時間を楽しむことが大事なのです。

脱毛が始まってから

抗がん剤を投与してすぐに髪の毛が抜けるわけではないのです。一般的に脱毛が始まるのは一〇〜二〇日目頃からで、治療が終了して三〜六か月（早い人では二か月）経過すると髪の毛が生え始めて、八か月〜一年程度でほぼ回復します。どのくらいの回数抗がん剤を投与するかでも変わってくると思いますので、看護師さんに確認してみましょう。慣れているので相談にのってくれるはずです。

抜け方は徐々に抜けていきます。一度にバサッとは抜けてくれません。私の場合は、一〇日目ぐらいから抜けはじめ、一週間ぐらいかかりました。バッサリ抜けないことに苛立ち、自分の手で髪の毛をすいていたら、看護師さんに注意されました。自然に抜けるまで待たないと、毛根を痛めてしまうそうです。せっかちはダメなのです。それでも、まだらになるのが嫌で、きれいに抜けてくれるのか心配になりました。

また、枕やベッドに抜け毛がついてしまうため、いつもコロコロ（ロール型の粘着テープ）で掃除していました。使い捨ての不織布でできたヘアキャップが抜け毛の対策に使えます。夜などかぶって眠ると抜けた髪がちらばらないで便利です。一〇枚で五〇〇円程度なので、抜け毛が落ち着くまで使ってみるのもお勧めです。

私は事前にベリーショートにしていましたが、それでも抜け毛対処には苦労しましたので、脱毛の副作用がある場合は、治療するまえにショートにしておくほうがよいと思います。

抜け毛を気にして洗髪が億劫になるかもしれません。しかし、不潔な状態でいると毛穴がつまったり、皮膚炎が起こったりすることもあります。頭皮は清潔にしておくことが大切です。刺激性の少ないシャンプーで優しく洗っていきましょう。病院のシャワー室なら抜け毛をそのまま流してもよいはずなので、看護師さんに確認してみてください。

生え方は、私の場合、産毛の状態が八月（投与後三か月）、全体に短い毛が生えそろったのが一〇月（投与後五か月）、美容院でベリーショートにそろえてもらったのが一二月（投与後七か月）、髪の毛を染めてベリーショートで完全自毛デビューしたのが一月（投与後八か月）で、割と早いほうだったと思います。

インナーキャップが大事（脱毛後）

購入したウィッグは、美容院で自分に合うようにカットしてもらうことができます。私の場合は、購入したお店で、専門の美容院を複数紹介してもらいました。その中の一つに伺いましたが、一人で切り盛りされている素敵なお店で落ち着ける美容院でした。

そこの美容師さんは、お母さんががんになり、そのケアを始めたのがきっかけで、今のような美容院を始めたとおっしゃっていました。

そこではいろいろ教えてもらうことができました。発毛してきた時はまだ地肌が敏感なので、シャンプーなどどのようなものを選べばいいのか、わからないことをどんどん質問しました。

そこで教えてもらったのがガーゼのインナーキャップ。蒸れやすい頭の汗を吸い取ってくれますし、ガーゼなので簡単に洗えてすぐに乾くので毎日の手入れが楽です。使ったら夜に洗って干しておけば、翌朝には乾くのでとても衛生的です。消耗品ですので、洗い替えのためにも複数枚用意しておきましょう。

いろいろな種類がありますが、私はここで教えてもらった綿一〇〇%のガーゼでできたインナーキャップがお気に入りでした。他のものも試しに購入しましたが、結局このインナーキャップを追加オーダーしました。消耗品としては少々高価ですが（二枚組で四八六〇円）、夏場の蒸れによる不快感を軽減するためには必要です。

また、ウィッグもシャンプーなどすることが必要になってきます。その時に乾かさないといけませんから、熱に対して強いものか弱いものか、メーカーによっても違いがあるのでよく確認をしておきましょう。

フリーランスや自営の方は、このウィッグやインナーキャップの購入レシートなどは、後々確定申告の時に使えますので、必ず残しておきましょう。仕事と治療を両立していくために必要な経費です。

また、ウィッグ選びの時間は事前に考えて行動しましょう。在庫がない場合もあるので、手に入れるのに少し時間が必要な場合もあります。その後、美容院でカットしてもらう時間など、入院前にすべて済ませておくためには全体でどれぐらい日数が必要か、考えておくことも大事なことです。

夏場のウィッグ対策（秘密兵器とは）

二つも新たにウィッグを購入しましたが、結果的にいちばん多く使用したのは、以前から持っていたウィッグでした。それは、四〇代のころに割と奮発して購入したものだったので、医療用と同じように軽くて着けやすいものでした。しかし、本来そのウィッグは髪の毛のある時に購入したので、脱毛後は大きすぎるはずなのに、そのウィッグが大活躍した理由は、夏場だったからです。

夏場にウィッグをかぶるのはとても暑くて蒸すのです。六月末に退院して、七月から九月ぐらいまで、仕事はセーブしていました。仕事以外ではできるだけ、ウィッグではなく、バンダナや帽子を活用するようにしていましたが、どうしてもウィッグでないといけないシチュエーションがありました。

ガーゼのインナーキャップがびしょびしょになってしまうことも多く、日傘などいろいろ試してみましたが、頭の蒸し暑さには太刀打ちできませんでした。

そんな時に、秘密兵器が閃《ひらめ》いたのです。「冷えピタ」や「熱さまシート」などの冷却ジェルシートです。ガーゼのインナーキャップの上に冷却ジェルシートを貼り、その上からウィッグを装着するのです。頭がひんやりしてとても快適です。このジェルシートを貼る分だけ、多少余裕のある大きさが必要となりました。そのような理由で、以前から持っているウィッグが大活躍することになったのです。すごくいいアイデアだと自負しています。周囲に話すと大爆笑になります。これぐらい楽しく対応していきましょう。

どんな場面でウィッグを使用するのか

初めてウィッグを購入される方は、どの季節に多く使用するかなども考えておくといいと思います。できれば大きさを調整できるウィッグを選ぶことも大事です。まゆ毛やまつ毛が抜ける場合もありますので、つけまつ毛やアイブローなども用意しておきましょう。そして、どこで、どんな場面でウィッグを使用していくのか考えておきます。同時に、周囲に対して、がんの治療中であることをオープンにしていくのか、あるいは伏せておくのかなども、総合的に考えておきましょう。

オープンにしていないのに、髪型がよく変わっていると不自然になります。私の場合は、オープンにしていましたが、講師の仕事の場合、毎回初めて会う受講者にいちいち病気のことを伝えるわけにもいきませんので、ウィッグは必需品だったのです。

カウンセリングの場合も、初めて会う相談者の場合、相手に不安を与えてはいけませんので、そういう場合は伏せていました（話の流れで話すこともありました）。

こんなエピソードもありました。

たまたま以前から知っている相談者とカウンセリングを行っていた時、久しぶりに会ったので、「元気でしたか」と聴くと、「実はがんが見つかって……」という内容でしたので、内心驚きました。いろいろお話を伺いながら、話の流れで私自身のことも伝えました。彼女は、今のところ髪の毛に副作用はないようでしたが、今後の治療によっては脱毛が発生するかもしれないと気にしていました。

そこで、私は「これウィッグだよ」と言って、取って見せてあげました。そして、必ず生えてくるのだから、安心して治療に臨むように伝えることができました。

ウィッグをいきなり取ったので、彼女もびっくりして大爆笑でした。「こんなに大笑いしたの、久しぶり」と言ってくれたことが、すごく嬉しかったです。

直毛がくせ毛に変わった（自毛デビュー）

今だからできるスタイルを楽しむことが大事です。体験談のブログなどを読むと、髪質が変わると書かれていることも多く見られます。マイナスイメージで書かれているほうが多いように思いますが、私はそれも楽しんでいます。以前は直毛でしたが、生えてきた時に少し癖がありました。

いつも行っている美容院でそのことを伝えると「えっ、でも髪の毛が寝ないでいい感じですよね」と言ってくれました。「そうか、そう考えればいいんだ」と、とても気持ちが軽くなったのです。

それから髪が伸びるにつれて、いい感じにくせ毛が出てきて、周囲の人には「パーマをあてたのかと思った」と言われます。ずっとパーマをあてたような自然なカールにあこがれてきたので、なにか得した気分です。これも、がんになってからのラッキーです。

また、私はもともと白髪が多く、いつかシルバーヘアにしたいと思っていたので、この機会に挑戦しようと考えました。しかし、前髪はきれいに白髪なのに、後ろは真っ黒な髪が生えてきてしまったのです。後ろは自分では見えないので、あまり気にはなっていませんでしたが、人から見ると前だけ白で後ろが黒だと「ブラックジャック」のようできついい印象になるかなと思案していました。全体的に白髪の量が増えれば、多少黒い髪が混じっても、きれいなのですが、まだ少し時間がかかりそうでした。

ちょうどその時、コンビニである雑誌が目に留まりました。その雑誌は日本人のシルバーヘアの特集をしていたのです。何やら導かれるようにその雑誌を購入しました。

美容院にその雑誌を持っていき、カラーリングについて相談して染めたピンクベージュという色は大好評でした。白髪と黒髪を中和して柔らかい色合いを出してくれました。中には「かわいそうに……」オーラを発した人もいます。黒髪でなくなったことがかわいそうに見えたのでしょう。でも、本人は大満足なので、それでいいのだと思います。シルバーヘアも、ベリーショートも、この機会に大いに楽しみましょう。ウィッグから解放されて、好きな髪型ができるのです。特に女性は、おしゃれをすることで気持ちが前向きになれるものです。

今まで、できなかった髪型に思い切ってチャレンジしてみてはいかがでしょう。そして、できればおしゃれをして少しずつでも外出をしていきましょう。

夏場は、体力を消耗しがちです。健康な状態でも外出が億劫になるでしょう。でも、入院中に筋肉も衰え、体力も低下して、家に引きこもっていては、気持ちまで沈んでしまいます。

私は、六月末に退院して、八月に一人でバスツアーに行ってきました。バンダナに白の中折れ帽子をかぶって、杖をつきながらですが、とても楽しかったです。

一人で出かけられたことが自信になりました。退院後は、足が浮腫《むく》んで痛いぐらいでした。足湯をしたりマッサージをしたりしましたが、結局動くことがいちばんの改善につながりました。無理をしないことが大前提ですが、少しずつでも出かけていくことをお勧めします。

以上、脱毛への恐怖を軽減してもらうために、髪の毛が一時的に抜けても、ウィッグでおしゃれをしたり、「新しく生まれてきた髪」を楽しんだり、私なりに考えて実践してきたことをお伝えしました。

第五章

がんサバイバーとして

1

不可抗力な転機にこそキャリアデザイン

ここでは、がんサバイバーとして、これからの人生をどのように生きていくのか、どのようなキャリアデザインをしていくのか。本章では心のプロセスを、一つの例としてまとめていきます。

中年期以降の転機を「中年期の危機」と言いますが、この「危機」とは、心の発達にとってさらに成熟の方向へ進むか、あるいは退行の方向へ陥るかの分岐点を示しています。病気という不可抗力な転機も同様に、一つの分岐点として捉えてみてください。無理に前向きになる必要はありませんが、心が落ち着いてくる過程で、徐々に客観的に将来について考えてみるよいきっかけになると思います。

限られた時間を充実させていこう

誰もががんになる時代だと言われています。がんを克服するとか克服しないとかよりも、がんを知り、よりよく生きようと考えてみませんか。がんという病気と、うまく付き合っていく、闘うのではなく共存していくのです。

罹患した年齢やがんのステージによっても異なりますが、病気と共存することは、患者にとって命の有限性を感じ、今後どのように生きるかを考えるきっかけとなるのではないでしょうか。

多くの場合、がんは告知されたからと言ってすぐに死ぬのではなく、告知のショックから立ち直り、日々の生活を取りもどす過程があります。さらに、がんのおおよその治癒の目安と考えられる「五年相対生存率」（一二七ページのグラフ参照）も年々上昇しており、すべてのがんの平均で六二・一％となっています。

治療が落ち着いて、少し気持ちに余裕が出てきたら、これからの人生、何がしたいのか、何に時間を使いたいのかを自問してみましょう。あと何年生きるかわからないし、無限の可能性の中でキャリアデザインするのとは少し違うかもしれません。

たとえば、いろいろな制約があったり、止められていることがあったり、治療に必要な時間やお金についての考慮が必要であったりするでしょう。

何でもできるわけではないけど、できることもいろいろあります。その可能性を広げるために、時間を無駄にはできないのです。

そういう意味で、自分の気持ちに正直になるために、自分が望む生き方とは何かに対して、きちんと向きあって考えてみることが大事です。

いつかやろうと先延ばしにしないで、限られた時間を充実させていくこと。同時に、自分が無理をしてまでやらなければいけないことかも考えてみましょう。健康な状態とは違い、確実に体力や免疫力は落ちているので、集中すべきことを見極めることも必要です。

限られた時間だからこそ、やりたいこと、やりたくないこと、どっちでもいいことを整理していき、「やりたいこと」と休養や治療の合間に、「どっちでもいいけどやったほうがよいこと」を入れていくぐらいがちょうどいいのかもしれません。

がんだけでなく他の病気でもそうですが、まだできることがあるのに、いろいろなこと

がんの5年相対生存率（全がん）の推移

がん医療（放射線療法、化学療法、手術療法）の進歩は目覚ましく、生存率は上昇している。

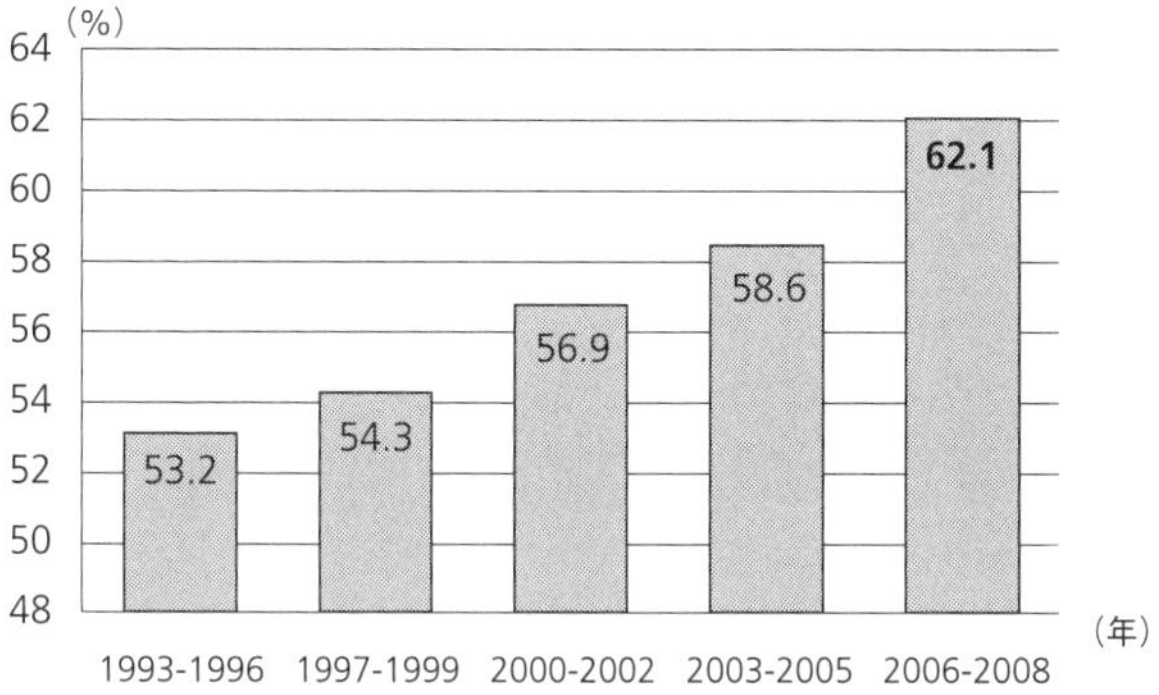

出典：地域がん登録に基づき独立行政法人国立がん研究センターがん対策情報センターが集計

を諦めてしまう人がいます。

すぐに気持ちを切り替えるのは無理でも、少しずつ落ち着いてきたら、何ができるのかを考えてみてほしいと思います。

病気にならなくても、いつ何が起こるかは誰にもわかりません。寿命は自分では決められないのです。すべての人に、どのように生きるのか、一度ゆっくり考えてみる時間を持つことをお勧めします。

緩和ケアなど周りにある支援を活用する

事実を受けとめ、わが身に起きてしまったことは変えられないと腹を括ることがスタートです。過去には戻れないし、過ぎたことをいろいろ考えて後悔しても仕方ないのです。それよりも、未来を考えることに時間もエネルギーも使いましょう。

頭ではわかっていても、自分が思い描いていた未来が、突然、別の力によって大きく変えられてしまうことへの憤り、自己決定ではない選択を押し付けられる理不尽さなどで、抗うことのできない無力感に覆われてしまうかもしれません。「どうして自分がこんな目に遭《あ》わなければならないのか」と自分の運命を呪《のろ》いたくなる人もいるでしょう。

そういう時は、まず感情を吐き出して、心を少しでも軽くしたあとで、少しずつ客観的に現実を見つめていきましょう。

二〇一八年八月、私は日本産業カウンセラー協会とＮＰＯ法人キャンサーリボンズ共同開催の「職場におけるがん治療と仕事の両立支援スキルアップセミナー」を受講しました。そのセミナーで知ったのですが、現代の緩和ケアとは末期になってから受けるものではないそうです。早期から緩和ケアを行うことで、生活の質の改善、精神状態の安定、生命予後によい影響があると聞きました。

そもそも緩和ケアとは、病気に伴う心と体の痛みをやわらげることを指します。そして、ケアを始める時期は、がんが進行してからだけではなく、がんと診断された時から必要に応じて行われるものなのです。

痛みや吐き気、食欲不振、だるさなど体の症状や、気分の落ち込みや孤独感など心のつらさを軽くするために、そして自分らしい生活を送ることができるように、医学的な側面に限らず幅広い対応をしてくれると知りました。

緩和ケアについて話を聞きたい、緩和ケアを受けたい時には、担当医や看護師に相談してみましょう。また、がん診療連携拠点病院のがん相談支援センターで聞くこともできます。

このように、本当に時代は変わり、がんになった人を支える仕組みがたくさんできています。まずは、そのような仕組みを積極的に活用して、気持ちを落ち着けていくことから始めてみてください。

自分で決めていくことが裁量度を高める

気持ちが落ち着いてきたら、今後について考える時間を持ちましょう。状況を変えることはできなくても、受け止め方を変えることで選択肢を増やしていけます。さまざまな選択肢から、自分はどうしていきたいのかを考えてみましょう。

この時に大切なのは、裁量度（コントロール感）を高めることです。人は裁量度が低くなるとストレスを感じやすい傾向があります。ただでさえ病気になることは不可抗力による転機ですから、今後のことは自分が決めていく感覚を持てるようにしていくことが、これからの人生と前向きに向き合うために必要不可欠です。

これまで私はカウンセラーとして、原因がわからない、治療法も確立されていない「難病」や、「がん」などの病気にかかり、キャリアの方向転換を余儀なくされたケースにも遭遇してきました。

その多くは、予定していたキャリアが大きく狂い、今後の不安を抱えながら働かなければならず、そのストレスはかなり高い状況であると推測できました。

周囲への気遣いや、思うようにできないことへの苛立ちもあるでしょう。そんな苛立っている自分も含めて、まるごと愛おしんで、受け入れてほしいのです。

そのうえで、起きてしまった現実の中で、何を優先させるのか、自分の人生を充実させていくために、自分のキャリアを諦めず、関心を持って主体的に築いていきましょう。そんなに簡単に前向きな考え方はできないと思われるでしょう。

ポイントは少しでも自分が「楽になるために」です。

時間を巻き戻すことも、起こってしまったことをなかったことにすることもできないのなら、そのことで苦しむのを止めることです。どう捉えるかで人の感情は変わります。

人の持っている生涯の時間はさまざまで、それは誰にもわからないのです。反面「永遠」もないのです。そのわからないけれど限られた自分の人生を自分らしく創っていけるのは自分しかいません。

目を閉じて嵐が通り過ぎるのを待っていても、現実は何も変わらないのなら、腹を括って現実を受け入れ、人生を楽しんでいきましょう。

病気でも豊かな人生を描ける

豊かな人生を歩むために、人がよりやりがいや生きがいを感じ、幸せに生きるための科学として「ポジティブ心理学」が注目されています。

今までの心理学は、人間の弱さに焦点があてられ研究されてきました。「ポジティブ心理学」は、いつでもどこでもポジティブでいることを是とするわけではなく、ポジティブもネガティブもひっくるめて、自分がより自分らしく、幸せに生きることを目的にし、そのために何が必要かを科学的に研究している学問です。

第三章でご紹介したレジリエンスも、ポジティブ心理学の考え方です。

ポジティブ心理学の中に「Well-Being」という考え方があります。これは「永続的幸福」という意味で、他者がどう思うかではなく、自分がどう思い、どう感じているのか、主観的な幸福感に注目していこうという考え方です。

自分の人生をプロデュースできるのは、言うまでもなく自分だけです。主観的に「幸せな人生」「納得できる人生」、そう思える人生を創っていきませんか。

年を重ねると、加齢によるさまざまな変化が出てきます。自分が病気になる以外にも、周囲で大切な人が亡くなるなど思いもかけない喪失感に苛まれることも出てきます。このような変化を、ありのまま受け入れることが大事なのです。

幸せな老後をすごすために、生涯発達心理学の理論に「補償を伴う選択的最適化（selective optimization with compensation=ＳＯＣ）」があります。高齢者が加齢に積極的に対応する手段として「ＳＯＣモデル」と呼ばれています。このモデルを聴いた時に、病で不可抗力な転機に遭遇した人にも応用できるのではと思いました。

ＳＯＣモデルの「ＳＯＣ」の意味は次のとおりです。

・選択：Selection

これまでできていたことがうまくできなくなった時に、前よりも少し目標を下げたり、絞り込む。

・最適化：Optimization

選択した目標に対して、自分の使える時間や体力を効率的に振り向ける。何ができて、何ができないのか、何をしたいのかを考える。

・**補償：Compensation**

他者の助けやこれまで使っていなかった補助を使う。たとえば、カウンセリングで心を軽くする。

つまり、目標を絞り込み、持てる資源を効率的に配分することで、治療を受けながらでも豊かな人生を描いていくことができるのです。

たとえば、今までのように働き過ぎないように、自分で仕事量などをコントロールして、余暇の時間を増やす（選択）、自分の身体や体調とうまく付き合うようにして、夜はできるだけ早く寝るようにして、朝型に切り替える（最適化）、病気を周囲の人たちにオープンにして、助けてほしいことはきちんと伝えるようにする（補償）、という具合です。

さらに、人生を豊かにするために、

・自律性を高めて自分がコントロールしている感覚を持つ。
・楽しい時間、充実した時間を意識的に創る。
・周囲への感謝の気持ちを持ち、言葉や態度で伝える。

・できたこと、よかったこと、嬉しかったことに注目をする。

この四つを実践してみてください。毎日、小さなことでも「今日のよかったこと」を三つは書き出して、幸せな気分で眠りましょう。

治療と仕事のバランスをどのようにとるか

私の手帳は色分けされています。オフの日と、仕事の日で色が違うのです。色分けすることで、一目でオフがどれぐらい取れているかわかるようにしています。

土日にも研修の仕事が入ることがあるので、気をつけていないと「ぶっ続けで仕事」ということになってしまいます。病気になる前がちょうどそんな状態でした。

退院後通常通り仕事ができるようになった直後、六日間連続で働いて体調を崩してしまい、ホームドクターに叱られました。治療中であることを忘れずに、仕事をしていくことが大切なのです。

かりに病気の治療を優先していかなければならないとしても、仕事を含めた今後のアクションプランを考えて、主治医と治療方針を相談しましょう。主治医は、ダメなことはダメと言ってくれますし、代替案がある場合はその方法を教えてくれます。

これも前述のスキルアップセミナーで知ったのですが、抗がん剤の種類によって副作用は異なります。仕事や趣味などで避けたい症状を主治医に伝えることで、どの薬剤を選択するのかを一緒に考えてもらえます。たとえば、手先を使う細かい仕事をしている患者には、手のしびれの副作用が少ない薬剤を選択するなど考慮することもあるのです。

がんの治療に副作用はつきものです。諦めるしかないと思い込むのではなく、ダメもとで確認していくことが大事です。

このように主治医とよく相談をしながら、今後の治療方針と仕事を調整していきます。健康になっていく道筋をイメージしながら、主治医と相談して予定を自分で決めていく、自分の人生をマネジメントしている感覚を大切にしましょう。

再発におびえるのはもったいない 今を大事にすごすことを考える

死生学で有名なエリザベス・キューブラー・ロスは、「死」に関する科学的な認知を切り開いた精神科医で、一九六九年に『死ぬ瞬間』を出版し、世界的なベストセラーになりました。この中で、死の受容モデルを五段階で示しています。

・第一段階　否認

大きな衝撃を受け、自分が死ぬはずがないと否認する段階。頭では理解しようとするが、感情的にその事実から逃避してしまう。

・第二段階　怒り

なぜ自分がこんな目に遭うのか、死ななければならないのかという怒りを周囲に向ける段階。

・**第三段階　取り引き**
延命への取り引きを試みる段階。神や仏にすがり、死を遅らせてほしいと願う。
・**第四段階　抑うつ**
何をしても「死は避けられない」とわかり、気持ちが滅入り、抑うつ状態になる。
・**第五段階　受容**
死を受容し、心にある平安が訪れる。

たとえば、がんだと告知されると、病名を聞いただけで大きなショックを受けて「否認」の感情が出てくるかもしれません。この感情が邪魔をして、一時的に現実を客観視できなくなりますが、やがて少しずつ受容していけると、このモデルは示しています。
しかし、このエリザベス・キューブラー・ロスでさえ、最後の瞬間は冷静ではなかったようです。二〇〇六年にＮＨＫのＢＳドキュメンタリーで放送された「最後のレッスン　キューブラ・ロス、かく死せり」で彼女は、ありのままに自分自身のネガティブな感情を露わにして、受け入れ難い死と不自由な身体に対する不快感や怒り、葛藤、恐れを言葉や態度で表現したそうです。

私も今は合理的なことばかり言っていますが、これから先いつまで冷静な状態でいられるのか、最後まで平常心でいられるのかどうかはわかりません。でも、「五年生存率」に縛られて、常に再発を恐れてすごすのは、やはりもったいないと思います。

その恐怖がストレスとなり、免疫力を下げるかもしれません。また、がんが再発しなくても、他の病気にかかったり、事故に遭ったりする可能性もあるのです。

元気ですごせる幸せをかみしめながら、今を大事にすごすことで、結果は後からついてくると楽観的に考えてみませんか。

以上、がんだけでなく不可抗力な転機に遭遇した方にこそ、ぜひ今後のキャリアについて考えていただきたいと思います。

2 患者の心のあり方

患者自身の心のあり方について、当事者だからこその率直な意見をお伝えしながら、一緒に考えていきたいと思います。

それでも、すべてのがんサバイバーの思いには、到底、及ばないことも多々あるかと思います。できる限り当事者として感じた経験から、バイアスのない意見や揺れ動く感情もそのままお伝えします。

がん患者の心理変容の段階

がん患者の心理は、告知をされてから「衝撃段階」「不安定段階」「適応段階」の三段階で推移するとされています。事前に心の推移を理解しておくことで、冷静に現実を見つめることができると思います。

衝撃段階

がんという言葉は、心に少なからずストレスをもたらします。告知されてから数日間は、大きな衝撃から心を守ろうと「まさか私ががんのはずがない」「何かの間違いに決まっている」などと、認めたくない気持ちが強くなる人が多いそうです。

私にはこの衝撃段階がほとんどありませんでした。反対にがんとはっきりしたことで安堵しました。このように人によって、状況によって異なると思いますが、一般的にまずは衝撃段階があるようです。

不安定段階

衝撃段階のあとの多くの人は、一～二週間ほど、不安や落ち込みの強い状態が続くと言われています。眠れなかったり、食欲がなくなったり、うつ状態になってしまう人もいるようです。「なぜ、自分だけがこんな目に遭わなければならないのか」などと、怒りを感じたり、「○○が悪かったのではないか」と、自分を責めたりする人もいます。

この時期は、無理にがんばったり、平静を装ったりする必要はありません。がんになったのは、誰が悪いわけでもありません。決して、自分を責めないでください。できれば、辛い気持ちを誰かに吐き出しましょう。

適応段階

時間がたつにつれて、「辛いけれども何とか治療を受けていこう」「がんになったのは仕方ない、これからするべきことを考えてみよう」など、客観的に現実を受け止め始めます。治療の見通しを立てていくと、しだいに前向きな気持ちになっていきます。

しかし、ひどく落ち込んで何も手につかないような状態が長引くなど、日常生活に支障が続くようであれば、適応障害や気分障害の可能性もありますので、医師に相談しましょう。

考えを整理する

適応段階になったら、いろいろなことを決めていかなければなりません。決めることは大きく分けて、「治療のこと」と「闘病中の生活への影響」と「仕事への影響」の三つ。これらについて、どうしていきたいのか、考えを整理する必要があります。

さらに、この三つはお互いが影響し合うので、一つずつ決めていくことで、他の二つについても選択肢が見えてくることがあります。

治療のこと

治療については医師とよく相談をして、どのような治療を選択していくのか、自分の気持ちや考えを伝えていくことが重要です。そのためにも、医師との信頼関係が必要不可欠であり、率直に自分の気持ちや不安を伝えられているかが、治療の質にも影響を与えるのです。

闘病中の生活への影響

治療によって、どのような制限が出てきてしまうのか、その時期はどれぐらいかなど、「できること」と「できないこと」を整理しておく必要があります。

しかし、がんにかかったからと言って、何もかも諦める必要はありません。「子どもが結婚式を控えているから、入院はそのあとにしたい」「孫が産まれる予定なので、無事に産まれたことを見届けてから手術を受けたい」など、治療の緊急性と、個人の生活とのバランスをとっていけばよいのです。

自分のやりたいこと、やらなければならないことがある場合は、積極的に医師や看護師さんに相談しましょう。学校に通うような子どもがいる人は、学校行事などさまざまな都合がありますし、子どもに病気のことをどのように伝えるかも含めて、医師だけでなく家族ともよく相談して決めていく必要があります。

仕事への影響

休職したほうがよいのか、その期間はどれぐらいかも含めて、医師に詳しく質問しておきましょう。また、短時間勤務など会社がどこまで支援してくれるかも確認しておきましょう。医師から明確な回答はもらえないかもしれませんが、いろいろな状況を想定し、自分で判断ができるところまでしっかりと確認することです。

たとえば、私は最初の診察で多発性骨髄腫の可能性が高く、それが確定すれば入院治療からスタートすると医師に言われました。あまりに突然のことだったのでさすがに驚きましたが、その場で手帳を出し、すでに決まっているスケジュールを確認しながら「それは治療を最優先したほうがよいのでしょうか。明日にでも入院したほうがよいのですか？」と聞きました。

医師は「今すぐという緊急性はないけれど、できるだけ早く治療を始めたほうがよいと思う。年を越すのはあまり賛成しない」と答えてくれました。

このようなやりとりの結果、最初の診察が一二月五日で、それからいろいろな段取りをつけ、入院したのは一二月一八日でした。このように、仕事を調整するために必要なことを確認すること、また、病状がどれくらい治療を急ぐ状態かも含めてきちんと確認しましょう。

また、周囲に自分の役割を一時的に代わってもらわなければならない場面が出てくるかもしれません。自分にできないことは、周囲に明確に伝えて、手伝ってもらいましょう。「迷惑をかけて申し訳ない」という気持ちが湧いてくると思いますが、遠慮しないことです。しっかり治療して完全復帰するためにも、一時的に役割を代わってもらえるところは周囲にお願いしましょう。「すべて自分がやらなければ」と抱え込むと、かえって迷惑をかけてしまいます。

これから、どのように進めていくか考えが整理できたら、主治医や家族、職場の人に伝えて、協力を仰ぎましょう。一人で治療と仕事の両立はできません。周囲の人の協力を得ながらすごしていくことで、さらに人生の彩りが深まっていくのです。

お任せはダメ、決めるのは自分

過去には、医師が絶対的な権限を握っている時代もありました。お医者さんのほうは「素人は黙ってプロである自分の言うことに従っていればいい」という態度であり、また患者も「自分は素人で何もわかりませんので、よろしくお願いします」と医師に全権を委ねていました。現代は、米国から導入された概念「インフォームドコンセント」によって、医療のあり方が大きく変わりました。

インフォームドコンセントとは、医師、薬剤師、看護師等が診療内容や治療方針などについて適切な説明をし、患者はそれを十分に理解・納得したうえで、患者自身が同意して、最終的な治療方法を選択することです。

しかし、実態としては「お任せします」と医師の言うことを鵜呑みにして、自ら考えることをしない人も多いように感じます。専門的なことで、どうせ聞いてもわからないと決めつけるのではなく、素人にもわかるように説明してもらうようにお願いしましょう。医師と一緒に考え、患者自身が納得し、自分にとって最良と思える治療を選択することが重要です。

医療に「絶対」という言葉はなく、本来的にさまざまなリスクはつきものです。ですから、最良と判断して選んだ治療が一〇〇％奏功するとは限りません。そのことを患者側も受け入れておかなければなりません。医師は神様ではないので、「任せておけばすべてうまくいく」というわけではないのです。

医師と患者が十分に話し合い、お互いに信頼関係を構築し、お互いが納得した形で治療に臨まなければならないのです。今は情報過多の時代で、どの情報を信じてよいかわからないと思います。病気を告知されたら、落ち着いて膨大な情報を自分なりに整理して、疑問点などを医師に確認して、さらに理解を深めることが大事です。そのうえで自分はどのような治療を受けたいか考える必要があります。

一般的に病気に対する治療は複数存在します。「この病気にはこの治療しかない」ということはごくまれなことです。

たとえば、医師は患者の状況を考えてある治療を提案します。その提案が納得できるのならその治療を選べばいいし、別の治療を選択したいという希望があるのなら、それを率直に医師に伝えていく。そして心ゆくまで話し合うことです。医師は医療に関してはプロですから、たくさんの知識と情報を持っています。それを上手に引き出し、利用することが大事です。

自分にとってベストな治療法を選択する

自分にとってベストな治療法を選択するために、「自分にとって大切なものは何か」を元気な時から意識しておくことをお勧めします。なぜならベストな治療法は、人によって違うからです。

がんになると、治療のために身体の状態が変わり、生活も変わります。それまで自由にできたことができなくなる可能性が出てきます。

反面、最新の医療では、がんの治療法を医師と相談しながら基本的に自分で選べます。

自分にとって大切なものは何かを普段から意識して生活していると、いざという時迷わずにすむのです。

たとえば、「手」が大切な職業の人は、手がしびれる副作用の少ない抗がん剤治療法を選ぶ。家族と一緒にいる時間を大切にしたい人は、通院で可能な治療法を選ぶ。食べることが好きな人は、食事にできるだけ影響が少ない治療法を相談してみる、という具合です。

このように、がんになっても優先したいことや大切な仕事や趣味など、がんになったあとの生活への影響を少しでも抑え、人生を楽しみ心豊かに生きるために大切なことは何かを考えておきましょう。そのような準備が、治療法を選択する際の一つの指針になります。

医師から治療に関しての説明はあっても、生活がどう変化するかについての説明はほとんどありません。ましてや患者の仕事や趣味などは医師にはわからないことです。だからこそ、自分の希望を医師に伝えられる準備をしておきましょう。

最近、私はキャリアデザイン研修でキャリアプランを立ててもらう時に、「将来選択をしなければならなくなった時のために、今から準備をしておきましょう。備えあれば患《うれ》えなしです」とお伝えしています。

ちょうど、この原稿を書いている時に、私自身の状況が、「complete response（CR、完全奏功）」から、「very good PR（大変良好な部分寛解）」に変化しました。状態が少し悪化の方向に推移したため、治療方法を変えることになったのです。

主治医から新薬について、二つの治療法の提案がありました。その場では一応どちらにするかを仮決めして、私は「次回の診察までに考えてきます」と回答しました。

家に戻ってから久しぶりにいろいろ調べた結果と、看護師さんにそれぞれの特徴などを聞いたりしながら、最終的に仕事と両立していきやすい治療法を選択することにしました。

久しぶりに治療法について調べることで、今回提案のあった抗がん剤以外にも、まだ承認されていない新薬があることがわかり、また新たな希望が出てきました。

今回の治療法も、しだいに効き目が弱くなる可能性がありますが、その時にはまた新しい治療法が承認されているはずです。さらに、二〇一八年にノーベル生理学・医学賞を受賞した京都大学名誉教授の本庶佑《ほんじょたすく》氏の発見が開発につながった「オプジーボ」というがん治療薬があります。

このオプジーボは、がん細胞が免疫のブレーキを踏めないようにブロックする免疫チェックポイント阻害剤です。すなわち、自らの免疫でがん細胞を攻撃する免疫療法を可能にする新薬です。

オプジーボは、皮膚がんや胃がん・肺がんに効果があることは知っていましたが、現在血液がんにも臨床が行われていることがわかりました。これもまた新たな希望です。

さらに、二〇一七年に多発性骨髄腫に対して免疫力を高めて治療する技術「CAR－T細胞療法」を活用した治療法が開発されました。これは最近話題になっている「キムリア」を多発性骨髄腫の治療に応用したものです。まだ治験の段階ですが、多発性骨髄腫に対する有望な新規免疫療法として期待されています。

先のことがわからないのは誰でも同じ

同じ病気で同じ抗がん剤を使ったとしても、人によって効果や副作用は異なります。ある程度エビデンスがあっても、その傾向に自分が該当しないかもしれません。だから、体調管理をしっかりして、それを医師や看護師に伝えていくことが大事です。そういう意味では、治療は手探りで、自己管理がすべてのもとになります。

新しい治療に変えるために、最初副作用を確認する目的で入院をしなければならないタイミングを相談している時、私は不用意に「一二月からでも大丈夫ですか」と聞いてしまいました。主治医の回答は「大丈夫かどうかはわからない」です。

「大丈夫ですか」という問いは、無意識に相手に責任を転嫁することにつながります。自分ではわかっているつもりでしたが、やはり人間って弱い生き物だなと痛感しました。

何事にもいろいろな選択肢があります。自分が選んだものが最良かどうかは誰にもわかりません。大切なのは、自分で決めることと、決めたあとに選ばなかった選択肢をいつまでも追いかけないことです。自分が選んだ選択肢でよかったのだと思えるようにしていくのです。

「隣の芝生は青い」ではないですが、自分が選ばなかった選択肢をうらやんで、自分で決めた選択肢を悔やみ続けるのは、意味がありません。これは、病気と闘っている人だけではなく、すべての人に言えることです。

人生は選択の連続です。自分が決めた道でよかったと思えるような生き方をしていきたいと思います。そのためにも、「きっとうまくいく」と楽観的に考えるようにしていきましょう。

先のことは誰にもわかりません。自分の人生なのですから、いろいろある選択肢を吟味して自分で決めていく、この自己決定が重要なのです。

「がんです」とオープンにすると、周囲の人もカミングアウトしやすくなる

がんでも普通に生活していけること、仕事と治療は両立していけることを認知してほしいと思い、「私はがんサバイバーだ」とできるだけオープンに伝えるようにしています。相手に余計な心理的負荷を与えるのではないかと気にもなっているのですが、がんをもっと身近に感じてほしい、従来のがんのイメージを変えてほしいと思って敢えて伝えていきます。

こちらがオープンに話すと、相手も心を開きやすくなるようです。「実は自分も……」とか「身内ががんで……」という打ち明け話を聴く機会が増えました。

このような話を聴くことや、自分の経験を話すことで、少しでも前向きな気持ちになっていただけたらと思います。

また、自分ががんサバイバーだとオープンにしてみると、がんサバイバーは割と多いの

だなということを実感します。

私が出会ったがんサバイバーの皆さんはとても元気そうで、話を伺うまで気づかないことがほとんどです。女性の場合、多くが婦人科系のがん、乳がんや子宮がんですが、元気に飛び回っている人がたくさんいることに驚かされます。

そんな中、ある方にお聴きしたことですが、お母さまが乳がんで、六〇歳を過ぎてから再発されたそうですが、積極的な治療は選択せず、手術をしなかったそうです。

しかし、その後の進行が遅く、結局八〇歳ぐらいまで生きることができてよかったのですが、がんが大きくなってとてもつらい思いをされたそうです。転移するのは仕方ないと考えていたそうですが、あんなにつらい思いをするのなら、手術を勧めればよかったと後悔されていました。まさに、当事者家族にしかわからないことだと思います。

がん患者自身やその家族が、これから治療法を選択していく時、一つでも多くの情報があれば、自分に最適な方法を選ぶことができると思います。そのためには、参考になる客観的な情報として、当事者たちがさまざまな経験をオープンにしていくことが大事だと思います。

以上、患者の心のあり方として、患者の心の揺れも含めてお伝えしました。

3 周囲・家族との関係、当事者目線で

がんサバイバーと関わる時に、周囲の人にわかっておいてほしいことについて当事者目線でお伝えしていきます。

センシティブな対応が求められることで、どう接したらいいか悩んでしまう人も多いと思います。人によって感じ方が違うかもしれませんが、最近テレビなどでも当事者が自分の体験を語ることで、少しでも理解してもらおうと活動を行っています。そういう意味でもここでは病気の治療と仕事の両立を支えていくために、家族や上司・同僚の皆さんにわかっておいてほしい当事者の感情について書いていこうと思います。

周囲の方にわかっておいてほしいこと❶

揺れ動く患者の心模様

一四〇ページの「患者の心のあり方」で、がん患者の心理変容の段階について書きましたが、適応段階に入った後も、患者の心は常に揺れ動きます。体調が思わしくない時、検査数値が少し下がった時、周りの人の言葉などに傷ついた時など、平気そうにしていてもやはり心は揺れ動いているのです。合理的に考える私でさえ、主観的でネガティブな感情が沸き起こってくることがあるのです。

しかし、このような感情の波は健康な人にも起こることで、がんサバイバーだから特別ということではありません。

ではどう接すればよいのか。我儘《わがまま》だとわかっているのですが、特別扱いは嫌だけれど気遣いはほしいのです。揺れ動き続けているのだとわかっておいてほしいのが本音です。

通常通り仕事していると、外見的には健康に見えるので、いつしか病気であることを忘れられているようにも感じますし、自分でも忘れてしまっている時があります。

ついつい無理なスケジュールで、仕事を引き受けてしまいがちですが、やはり健康な時と比較すると疲れやすく、家では寝ていることが増えます。そんな時、「体調はどうですか」と、気遣う言葉をかけてもらえるととてもうれしいものです。

がんの場合、いったん寛解状態や完治したとしても、再発への恐怖などもあります。長く付き合っていかなければならない病気ゆえに、一見元気そうでも、ネガティブな思考の渦に巻き込まれてしまう時もあります。

特に職場では、特別扱いをしてもらう必要はありませんが、配慮は必要です。たとえば、定期的に体調を確認するなどしていただけるとよいと思います。自分からは「今の体調は」とは報告しづらいので、上司から確認していただけると助かるのです。

周囲の方にわかっておいてほしいこと❷

自己決定できるように患者の意思を尊重する

仕事を続けるのか、仕事と治療をどのように両立していくのかなど、患者本人の意思を尊重することは大事です。

ただ、性急な判断で意思決定して、離職してしまうなど、あとあと悔いが残らないように周囲はサポートしていただければと思います。私はカウンセラーという仕事柄、メンタル不調者の職場復帰を支援していますが、復帰の時に必要なサポートは変わらないように感じます。

メンタル不調者が、休職して職場復帰していくまでの流れは、厚生労働省でもマニュアルが整備されているように、きちんと仕組みができていますので、基本はこれに沿ったものでよいと思います。

ただしメンタル不調の場合は、判断力が低下しているケースもあるため、あまり本人の意思ばかり尊重しようとすると、かえって負担を強いることになりますが、がんサバイバーの場合は、適応段階に入っていれば、本人の意思を尊重してあげてください。

たとえば、私は周囲に対して自分ががんサバイバーであるとオープンにすることが、自分のストレスを軽減できると考え、オープンにしてきました。しかし、伏せておきたいという人もいます。伏せているために、自分に負荷がかかること（たとえば、いきなりフルタイムでシフトに入れられるなど）も覚悟のうえで、それでも周囲に話したくないというのが本人の意思なら、それを尊重していきます。なぜなら、自分の人生だから、自分で決めることが、決められることが、大事だからです。

がんにかかったことで、いろいろな制約も出てきて、健康な人よりは自己決定できることは減っているのです。

だからこそ、どのようにこれからの人生を生きるのか、どのように働くか、どのようなバランスで時間を過ごしていくのかは、本人の意思を尊重することが望まれます。

詳細は第七章「職場の方へ」でお伝えしますが、厚生労働省は「事業場における治療と職業生活の両立支援のためのガイドライン」の中で、両立支援の進め方を示しており、労働者と主治医と企業がどのよう連携していくかなど、詳細に整備しています。

また、NPO法人キャンサーリボンズでは、職場復帰に向けてやるべきことの整理や体調チェックなどができる「リワークノート」を作成しています。まだ職場でこのような施策が浸透しているとは言えない状況ですが、さまざまな支援をうまく活用して、仕事と治療をどのように両立していくのかなど、患者本人の意思を尊重しながらも、焦って後悔の残る決定をしてしまわないようにサポートしてもらえると助かります。

周囲の方にわかっておいてほしいこと❸

いちばん不安なのは患者本人。どんな言葉に傷つくか

がんサバイバーが傷つく言葉や行為について、まず私の体験からお伝えします。

やはり、「死」という言葉が与えるインパクトは強いものです。周囲の人も突然、がんだと聞いてショックを受けるのはよくわかるのですが、本人のほうがその何倍もショックを受けていることを忘れないでほしいのです。

たとえば、「死んじゃうの」とか「死なないで」と言われると、どうリアクションしてよいかわからなくなります。

「死」という言葉でなくても、「治らない」前提で話をされると、前向きに治療に取り組もうとしている気持ちをへし折られ、ネガティブな感情を強化されそうで、話をするのがつらくなります。

もちろん悪意のないことも、心配していただいているのも頭ではわかっているのです。それでも、心は傷つくのです。

「大変だね」「かわいそう」という言葉にも傷つきます。そうした言葉の中には、「自分には起こらない」という前提で接していることを感じてしまうのです。

特に「かわいそう」という言葉に傷つく人は多いようです。がんサバイバーだって、毎日の生活の中に楽しいことや幸せなことはたくさんあるのに、人生のすべてががんに支配されているみたいに勝手に決めつけないでほしいと思うのです。

まだ治療の全体像も方針も定まっていない時に、仕事の見通しを聞かれたり、「大丈夫なんですね（突然休んだりしないという意味）」と、念押しされたりするのも辛いものです。「大丈夫です」と言いたいけれど、本当に大丈夫なのか、自分でもわからないことに苛立ちを覚えたり、迷惑をかけていることに不甲斐なさを感じたりします。

自分を責めがちな人だと、迷惑をかけてはいけないと仕事から離れることを考えるかもしれません。

仕事関係者の方は、病気がわかったあとは、治療後の体調変化のリズムなど見通しが立つまでしばらく待ってあげてください。そのような中、私がいちばんショックだったのは、自分の意思とは無関係のところでの「忖度《そんたく》」です。

これぞ、パターナリズム。「がんにかかった人は、仕事を続けていくことは体力的に大変なので、あまり仕事を依頼しないほうがいい」という親切心、思いやり。

「私の意思はどこにいったの？」と、静かに憤りました。相手は本当に親切心からそう言っているのだとわかっているだけに、自分の気持ちの行き場がなく悲しかったことを覚えています。

パターナリズムとは、強い立場にある者が、弱い立場にある者の利益のためだとして、本人の意思は問わずに介入・干渉・支援することを言います。

最近では、神戸大学教授の平野光俊氏が、「出産を経て復帰した女性は大変そうだから責任のある仕事はさせない」というパターナリズムが男性側にあるとして、その「優しさの勘違い」をなくすことが必要と指摘しました。

女性の活躍支援と同様に、がんサバイバーの治療と就労の両立支援でも、本人の意思を無視して、周囲が勝手に優しさの勘違いをしてはいけないのです。

一方的に当事者側からの思いだけを書かせていただきました。このような思いをふまえていただき、「では、どのような対応を望むのか」をまとめてみました。

周囲はどのように接すればよいのか❶

家族

病気の状況や、身体の調子によって、患者の心や気持ちは日々変わります。つい愚痴や不安を口にしてしまうこともあります。そんな時は、話をじっくり聴いてあげてください。

悩んで苦しんでいる家族を目の前にすると、ついつい解決策を提案してしまいがちですが、患者にとって大事なことは、まずは気持ちを吐き出すことなのです。

本人の気持ちを理解して共有することは、家族にしかできません。気持ちを受け止め、寄り添うように心がけてください。

たとえば、不安に思っていることは何か、心配していることは何か、これからどうしていきたいと考えているかなどを、率直に話し合うことをお勧めします。

本人の意思を尊重するために、家族として何ができるかを考えてみましょう。思いきって何をしてほしいか、きちんと言葉で伝えてほしいと言ってみてもいいとも思います。それができるのが家族です。

また、励ましすぎないことも大事です。がんばり続けて心が疲れている時に、「がんばれ」という言葉をかけられると「これ以上何をがんばればいいのか」という気持ちになることがあります。

「がんばれ」と言うのではなく、「よくがんばっているね」という現状を承認する言葉や、「つらかったんだね」といういたわりの言葉は、患者にとって安心感につながります。

家族の誰かが「がん」とわかった時、多くの人が抱く感情の一つに「無力感」があります。「今苦しんでいる家族のために、自分がやってあげられることは何もない」と感じてしまうのです。しかし、そんなことはありません。家族にもできることはたくさんあります。

たとえば、家族がかかったがんはどのような種類で治療法にはどういったものがあるのか、金銭面でサポートしてもらえる制度はないのかなど、情報収集をすることも大切です。不確定な将来についての不安を少なくするためにも、書籍やインターネットなどで積極的に情報を集め、自分に何ができるかを考えてみましょう。

家族が自分の病気について知識を持ってくれていると、心配してくれていることが伝わってきて、本人も嬉しいものです。

ただ、あくまでも治療方法の選択や、そのほかのことも含め、患者の意思を尊重することは忘れないでください。患者ができることやしたいことを尊重し、家族は必要に応じてサポートをする姿勢でいてください。

周囲はどのように接すればよいのか❷

職場

職場の同僚や上司ががんの治療を受けていることを知った時は、お互いに過度の負担にならない範囲で、コミュニケーションをとるように心がけましょう。

また、がんの種類や治療方法により違いはありますが、復職後も治療や経過観察のために定期的な通院が必要となる場合がほとんどです。たとえば、放射線治療などですと、毎日通院してから出社するという人もいます。その人の治療について理解したうえで、どのようなサポートができるのか考えていきましょう。

そのためには、上司や人事担当者は職場内で共有する情報について、本人がどの情報を開示するつもりなのか確認したうえで、配慮が必要なことを共有しておくことが大事です。

中には病名などを伏せておきたいという人もいます。周囲が配慮することができなくても通常通りの仕事ができるのか、よく確認しておくことが大事です。

病気をきっかけに特別扱いされることで、職場で孤立感を深める場合があります。「何か困ったことがあったら遠慮なく言ってね」。そんな言葉で寄り添ってもらえると、ありがたいと感じます。「一緒に働いていくためにサポートしていくよ」という姿勢を伝えてくれることが、患者の安心につながるのです。

治療にともなう副作用や体調には個人差があり、日々変化していきます。実際に治療を始めてみないと、患者自身もどの程度仕事に影響が出るかがわからないのです。

治療が終了していたとしても、思いのほか体力が落ちていることに、少なからずショックを受けるものです。本人も手探りの状態なのだということをわかっていてほしいです。

焦って職場復帰しても体調不良により休みがちになったり、再度休職が必要となったりするかも知れません。焦りは禁物だと、機会があれば伝えてあげることも大事です。本人の体調に配慮しつつ、お互いに徐々に復帰できる環境づくりをしていってください。

定期的に個室でゆっくりと時間をとって、本人の体調や仕事をしていくうえでの困りごとなどについて確認していくのもよいと思います。

さらに、体調や業務の負担感を「見える化」するのも一つの方法です。治療と両立していくために、どんなサポートをすればいいのか、何ができるのか一緒に相談していくようにしてください。

患者自身の周囲・家族との関わり方
希望を言葉で伝える。わかってくれるはずはやめよう

ここまでは、敢えて患者側から見た気持ちを書いてきました。ここからは、周囲・家族の気持ちも考えて、患者自身がどのように関わるのがベターなのかを考えていきたいと思います。ベストでなくていいのです。手探りでベターを見つけていきましょう。

家族の場合、特に奥さんががんなどの病気になった時の、ご主人の憔悴は傍で見ていても痛々しいほどです。私の主人も同様に私よりやつれていました。男性は病気など思いもかけない出来事に弱いものだと痛感しました。

欧米では一九七〇年代以降、がんが家族に与える精神的負担に関する研究が行われてきました。その結果、家族にも患者と同程度、またはそれ以上の精神的負担があることが報

告されています。適応段階に入ると、自分を取り巻く人々の精神的な負担を、当事者である私たちも理解していく必要があると思います。

いちばん大切なのは、家庭でも職場でも、希望はきちんと言葉で伝えるということです。ついつい「阿吽《あうん》の呼吸」でわかってくれているはずと思いがちですが、人の理解力や想像力は一人ずつ異なります。さらに、病気に関してはほとんどの人は未経験で、わからないことばかりです。

周囲の方も気にかけてくれて、何かサポートしたいと考えてくれているのです。ただ、どうするのがよいのかがわからないのです。だからこそ、「○○をしてほしい」「△△はしないでほしい」と、希望はきちんと言葉にして伝えましょう。

私が担当した相談者の一人に、がんではありませんが、難病の治療と仕事を両立している人がいます。そのケースを紹介します。

難病も長く付き合っていかなければならない場合が多く、外見上周囲にはわかり辛いケースも少なくありません。そのため、周囲の人のちょっとした態度や言葉に傷つき、不安や不満が膨らんで、ストレスをため込んでしまいがちです。その相談者も、思うように仕事ができない自分を責めると同時に、理解してくれない同僚への不満もあり、そんな不満を持つ自分をまた責めるという負のスパイラルに陥っていました。

私は相談者との面談で、まずネガティブな気持ちを吐き出してもらい、少し落ち着いたところで、相談者にとって最優先なのは何かを明確化していきました。優先したいことが目的として明確になったところで、難病を抱えながら、ストレスを軽減して目的を達成するための方策を一緒に考えていきました。

まず自分を苦しめているのは何かを理解し、それを取り除いていったのです。なぜなら、相手に求める気持ちが自分を苦しめてしまうことが多いからです。

自分を責める気持ちも、相手を責める気持ちも自分を苦しめるだけです。問題は「人」ではなく、「期待のずれ」なのです。そのように捉え方を変えて、「期待のズレ」を修正していくとよいのです。

その相談者とは、本人がストレスを軽減しながら、目的を達成していくために、現状をどのように受け止めて行動していけばよいのかを一緒に考えていくことができました。カウンセリング終了後、少し明るい表情になってもらえて安心しました。

また、自分のために何事も善意の行為と受け止めることも大切です。

世の中、自分の思い通りにはいかないことばかりです。ましてや、病気のためにいろいろな制約があれば、さらに思い通りいかないことも増えていきます。そんな時、「病気のせいで……」などと考えると、ネガティブ沼に首まで浸かってしまいます。それが対人関係の場合は、なおさらです。

何ごとも善意の行為と受け止めていきましょう。それは、何より自分のためです。自分を苦しめないために、ストレスを溜めないためにです。

頭でわかっていても、実際にはイラっとしてしまうことはよくあります。態度に出してしまうこともあります。特に家族にはその頻度は高いようです。おそらく「家族なのだから」という甘えがあるからでしょう。そんな時はすぐに自分の行為を後悔しますが、その時は自分の気持ちを伝えるチャンスでもあります。伝えずにいると自分を責める負のスパイラルになり、ネガティブ沼に入ってしまいます。

私は、相手の行為にイラっとした態度をとったあとに、少し落ち着いてから、心の状態を伝えて「ごめんね」と言うようにしています。「ごめんね」と伝えることができた時には、少し気持ちが軽くなります。

また、何かしてくれた時は、「ありがとう」という感謝の言葉を伝えることが、最近多くなったように思います。

少し意識して、「ごめんね」「ありがとう」と、少しずつ言えるようになっていきましょう。

第六章

がん治療にかかるお金の話

慌てないための知識と心構え

第六章では、がん治療にかかるお金の話をしていきたいと思います。治療と仕事の両立を考えてもらいたい理由の一つは、がん治療にはどうしてもお金が必要になるからです。どのようなお金が必要で、事前に準備できることは何があるのか、できるだけ詳しくお伝えしたいと思います。

がん治療には三つのお金が必要

がん治療には「病院に払う医療費」と「病院に支払う保険適用以外のお金」と「病院以外に支払うお金」の三つのお金が必要と言われます。

病院に払う医療費

どのような治療をするのかによって、内容は変わってきますが、診察代、投薬料、注射料など治療にかかる費用だけでなく、治療の前に検査や画像診断など、病気の診断をするための費用もかかります。治療も手術か放射線治療か抗がん剤治療か、その併用なのかによっても変化してきます。入院することになれば、入院費もその日数分かかるのです。

たとえば、乳がんがみつかって、手術をすることになったとしても、手術費だけで済むわけではありません。手術前に検査および抗がん剤治療でがんを小さくするなど、手術前に必要となる費用があります。そして、手術後も抗がん剤治療や放射線治療、ホルモン療法などの費用がかかります。ただ、これらは、公的医療保険が適用されますので、国民健康保険や健康保険加入者なら三割負担となります。

病院に支払う保険適用以外のお金

入院する場合には、入る部屋によっては差額ベッド代がかかりますし、入院時の食事代の部分的費用、パジャマなどをレンタルにする場合は、その費用もかかります。さらに先進医療を受けた場合の費用や会社や保険会社に提出するための診断書作成料などのお金も必要です。

病院以外に支払うお金

病院までの交通費や遠方の病院にかかる場合などは宿泊費、入院生活に必要なものを揃えるための雑費です。洗面用具やティッシュペーパー、雑誌など些細《ささい》なものをつい買い込んでしまいます。

さらに、抗がん剤治療などの副作用で髪が抜けた場合は、ウィッグやそれに伴うシャンプーや帽子など、体調に合わせて必要なものが増えていきます。人によっては、健康食品・サプリメントの購入やマッサージの費用など、治療中やその後のＱＯＬ（quality of life）向上のためにお金が必要になってきます。

体調不良などから外食が増えたり、治療の副作用を緩和するためのグッズを購入したり、入院中に子どもや親の世話を頼まなければならなかったりと、治療以外の出費がかさむこともあります。

消耗品でも医療用のものは高価なものが多いのです。たとえば、リンパ浮腫で普通のストッキングがはけなくなり、医療用のストッキングを必要とする場合など、約二万円するそうです。また、むくみから靴をすべて買いなおしたという人もいます。

このように、病院以外に支払うお金は、副作用の状況などによっても大きく異なってきます。「かかる費用」と「かけたい費用」を整理して、保険などでどの程度賄《まかな》えるのか、収入の目途《めど》はどうなるのかを考えていく必要があります。

その時に忘れてはならないのは、治療が長期戦になる可能性です。保険などの一時金で気が大きくなってしまい、後々お金が足りないということにならないように、保険が保障している内容や期間も確認しておくことが重要です。

治療費を支援する制度

公的医療保険（国民健康保険や健康保険など）の適用で総医療費の三割が自己負担となります。その自己負担を支援する制度として、高額療養費制度があります。

これを利用するには適用要件があり、年齢や所得によって、一か月の自己負担額が変わります。

また、この制度は公的医療保険の適用となる治療費に対してのみ利用できるものであり、国が定めた先進医療などを受ける場合は、すべて自己負担となります。

さらに、限度額適用認定証が取得できる制度があります。これは、あとで高額療養費が戻ってくるとはいえ、一時的に大きな出費になるのをサポートする仕組みです。「限度額適用認定証」と保険証を併せて提示することで、一か月間の窓口支払に自己負担限度額を設定してもらい、毎月の支出を抑えることができる仕組みです。国民健康保険なら市区町村の国民健康保険の窓口へ、健康保険証に「全国健康保険協会（協会けんぽ）」と書かれている場合は、協会の各都道府県支部へ申請をすると、この制度の適用を受けることができます。

会社員や公務員などの加入する公的医療保険には、「傷病手当金」の給付があります（国民健康保険にはありません）。

一般的に病気やけがによる休業中は、給与が支払われません。そのため、被保険者とその家族の生活を保障するために、この「傷病手当金」という制度が設けられました。病気やけがなどの療養のために働けない日が連続して四日以上あった場合、四日目以降から一日につき、給与の三分の二が被保険者の申請により支給されます。

最初に支給された日から最長で一年六か月の期間支払われます。期間中なら途中で働いても、再受給が可能です。ただし傷病手当金は原則、同一傷病で一回限りと決められています。追加治療や再発などで療養が長引いても、一年六か月で期間満了となります。

フリーランスなどで、国民健康保険の場合は、傷病手当などの保障がありませんので、万が一を考えて、事前に蓄えておく必要があります。

高額療養費制度や限度額適用認定証、傷病手当金は、自らが申請して初めて支給されます。それ以外にも、年末調整などで医療費控除の対象になるものがないか、確認していくことも大事です。

このように医療費の自己負担を支援してくれる制度以外に、民間保険として医療保険やがん保険などがあります。民間保険は、あくまでも保険適用にならない医療費のうち「自己負担分の支払いを補助する」という役割に過ぎません。

私も病気になって初めて、わが国の「国民皆保険制度」のありがたさがわかりました。

がん保険に関して――医療保険との違い、見直しのタイミング

みなさんは、がん保険と医療保険の違いがわかっているでしょうか。ご自身がどのような内容の保険に加入しているのか、理解しておきましょう。そして、過去に加入したままなら、ぜひ見直してほしいのです。

がんになってからでは見直しはできません。がんに関する治療法がどんどん進化していることはお伝えしてきました。それに伴ってがん保険も進化しているのです。

まず、がん保険と医療保険について理解しておきましょう。保障対象が、がん保険は、がん（悪性新生物・上皮内新生物）に特化しており、医療保険は、病気全般およびけがとなります。

たとえば、がんにかかって入院した場合、がん保険のみならず医療保険からも入院給付金は支払われます。たとえば、私はがん保険と生活習慣病に特化した医療保険に入っていたので、入院給付金は両方から支払われました。

次に、保障内容です。がん保険の最も大きな特徴は、診断給付金（初めてがんと医師に診断確定された時に給付されるお金）が、一時金で支払われることです。

がんと診断されて不安に襲われている時にまとまったお金が支払われるのは、大きな支えになります。最近は、がんの再発時にも診断給付金が支払われるタイプもあります。しかし、これは最初の診断から二年経過していることなど、それぞれ条件が付いていますので、よく確認しておきましょう。

また、一時金が入ったことで気が大きくなってしまいがちですが、長期戦になった時の通院費用などを補っていくために、できるだけ残しておきましょう。

保障内容には、診断給付金以外に、入院給付金、通院給付金、手術給付金などがあります。

入院給付金は、がん保険も医療保険も「日額〇〇円」といった形で、入院日数に応じて給付金が支払われます。支払日数は、がん保険はほとんどの場合無制限になっていますが、医療保険は制限があります。

入院給付金と同様に大切なのは通院給付金です。通院給付は入院を伴う通院が原則となっており、日数制限があります。

しかし、がんによる平均入院日数は、一九九六年には四六日だったのが、二〇一四年には二〇日と短期化しており、抗がん剤治療、放射線治療、ホルモン剤治療など、通院で治療することが当たり前になってきています。

昔に加入したがん保険では、今のがんとは闘えないのです。最近のがん保険には、入院を条件とせずに通院治療のみでも通院給付金が支払われるタイプや、通院給付金の支払日数が無制限になっているタイプもあります。

今からがん保険を見直す方にぜひ考えてみてほしいのは、がん先進医療給付金です。がんを直接の原因として、所定の先進医療による治療を受けた時に給付金が支払われます。給付金額は、先進医療にかかる技術料と同額で最高二〇〇〇万円までの場合が多いですが、無制限になっているタイプもあります。

たとえば、がん治療に際し、がんを狙い撃ちにできる最先端の放射線治療である重粒子線治療を受ける場合、三〇〇万円程度の費用がかかると言われています。先進医療の技術料は公的医療保険が適用されず、全額自己負担になります。また、手術給付金が支払われず、診断給付金だけでは足りなくなることも考えられます。そのような場合、がん先進医療給付金が大いに役立ちます。

がん保険を見直すタイミングは、ライフイベントごとでもよいと思います。一般的に、がん罹患率が男女とも四〇代から高くなるので、保険料も高くなります。そのため、その前に将来に備えることを考えていくのも大事です。

ただ、がん保険がすべてではなく、公的健康保険の傷病手当金や高額医療費控除などを利用して治療費を賄うことが基本となりますので、日々の生活費を切り崩してまで、高額な保険料のがん保険に加入する必要はありません。がん保険は、あくまでもプラスアルファとして、備えとして考えておきましょう。

がん保険に加入する時に注意すべき点は、通常、契約日から九〇日間の免責期間があります。がん保険は、契約日から九一日目以降にしか保障が開始されないのです。また、悪性新生物と上皮内新生物（基底膜を越えず上皮内にとどまっており、転移の可能性がないもの）では、給付内容が異なる場合がありますので、保障内容はきちんと確認しておいてください。

また、最近のがん保険には、実際に治療にかかった費用を支払う実額補償タイプや、がんのステージごとに給付金額が異なるタイプなど、新しい商品が出てきています。何をカバーできる保険がよいのか、自分なりによく考えてみることが必要です。

さらに、住宅ローン契約時にオプションで付けられるがん保険があります。「がん保障特約付き団体信用生命保険」と呼ばれており、加入者が死亡した時や重度障害のため住宅ローンの返済が難しくなった時に、保険金によって住宅ローン残高を支払う保険です。

このように、現在のがん治療の状況に合わせて、いろいろな保険が出てきていますので、一度ゆっくり検討してみてはいかがでしょう。

入院に必要なお金——治療に伴う間接的な費用も必要になる

入院費としては、手術代、薬代といった治療費のほか、入院中の食事、個室を希望した場合にかかる差額ベッド代など、治療に伴う間接的な費用も必要になります。

ここで気をつけないといけないのが、最新の治療や新薬、先端医療機器を使った治療などは、公的医療保険の給付対象にはなっていないということです。

また保険が適用されない診療を受けた場合には、併せて受けた保険適用の治療も含めて、全額自己負担となるのが原則です。

前にもふれたように、厚生労働大臣が「先進医療」として認めた治療については、保険適用外の診療と保険診療の併用が認められ、保険適用の治療部分については公的医療保険の給付の対象になります。

先進医療費は、差額ベッド代などと同じように、保険適用外になります。このような公的医療保険の適用されない治療やサービスは、患者や家族の了解を得てから実施されますので、どのような治療を行うのか、医師や家族ともよく相談しておきましょう。

たとえば、入院費の総額が四〇万円かかったとして、内訳が、医療費の総額が三〇万円、健康保険等が適用されない食事、差額ベッド代などの総額が一〇万円だったとします。医療費の自己負担の割合が三割の場合、医療費の総額の内の三割分である九万円と、保険適用外の一〇万円の合計一九万円を医療機関等に支払うことになります。

このように具体的に、いくらかかるのかを確認しておくことが大事です。

びっくり退職を防ぐ

がんになったショックで、後先を考えずに退職してしまうことを、「びっくり退職」と言うそうです。がん治療にはお金がかかることを理解して、慌てて職をなくしてしまわないようにしていきましょう。

厚生労働省の研究班がまとめた調査では、がん患者の就労支援を、診断時の早期から取り組む必要があるとしています。一八七ページのグラフは、二〇一五年に国立がん研究センターなど三つのがん専門病院で、がんと診断された時に就労していた患者を対象に行った調査の結果です。

がんと診断されて仕事を辞めたのは、回答者全体の二〇・九%でした。その時期を見てみると、「診断確定時」三二・七%、「診断から最初の治療まで」八・五%と、治療開始前の早期に退職を決めた人が四割を上回っています。

辞める理由として「職場に迷惑をかける」「両立の自信なし」などを挙げる人が多いの

です。

突然にがんの告知を受けて、衝撃段階にある時や、不安定段階では、「仕事はどのぐらい休むのだろうか？」「復職できるのだろうか？」「以前の生活に戻れるのだろうか？」など、不安でいっぱいになってしまい、「迷惑をかけるぐらいなら」と焦って結論を出してしまいがちです。

混乱した状況下では冷静な判断ができない可能性がありますから、「即断即決をしないこと」が重要です。

辞めるのはいつでもできます。いろいろなことを落ち着いて整理してから自己決定していきましょう。

一方、東京都福祉保健局が二〇一四年に公表した「がん患者の就労等に関する実態調査」報告書によると、二〇一三年から過去三年間のうち、がんに罹患した従業員がいた法人は三七・二％でした（次ページ下のグラフ参照）。

また、がんに罹患した従業員の復職状況を見ると、「復職する場合が多い」との回答が六〇・九％、「復職することなく退職する場合が多い」もしくは「復職後退職することが多い」と回答が、一八・九％となっており、復職する人が多くなっています。

離職のタイミング

離職タイミング多施設調査（厚労科研高橋班2015）　N=950

◆診断を受けて仕事が とても／やや 心配になった　808名（85.1%）
◆診断時の職場を退職した　199名（20.9%）

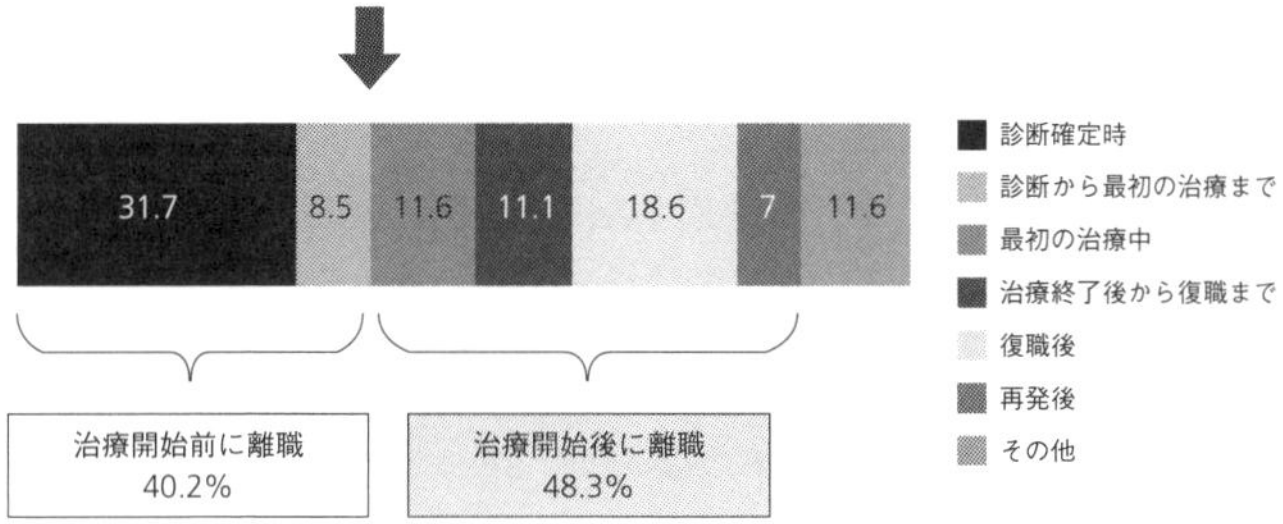

出典：国立がん研究センター（2015年）

がんに罹患した従業員の有無（従業員規模別）

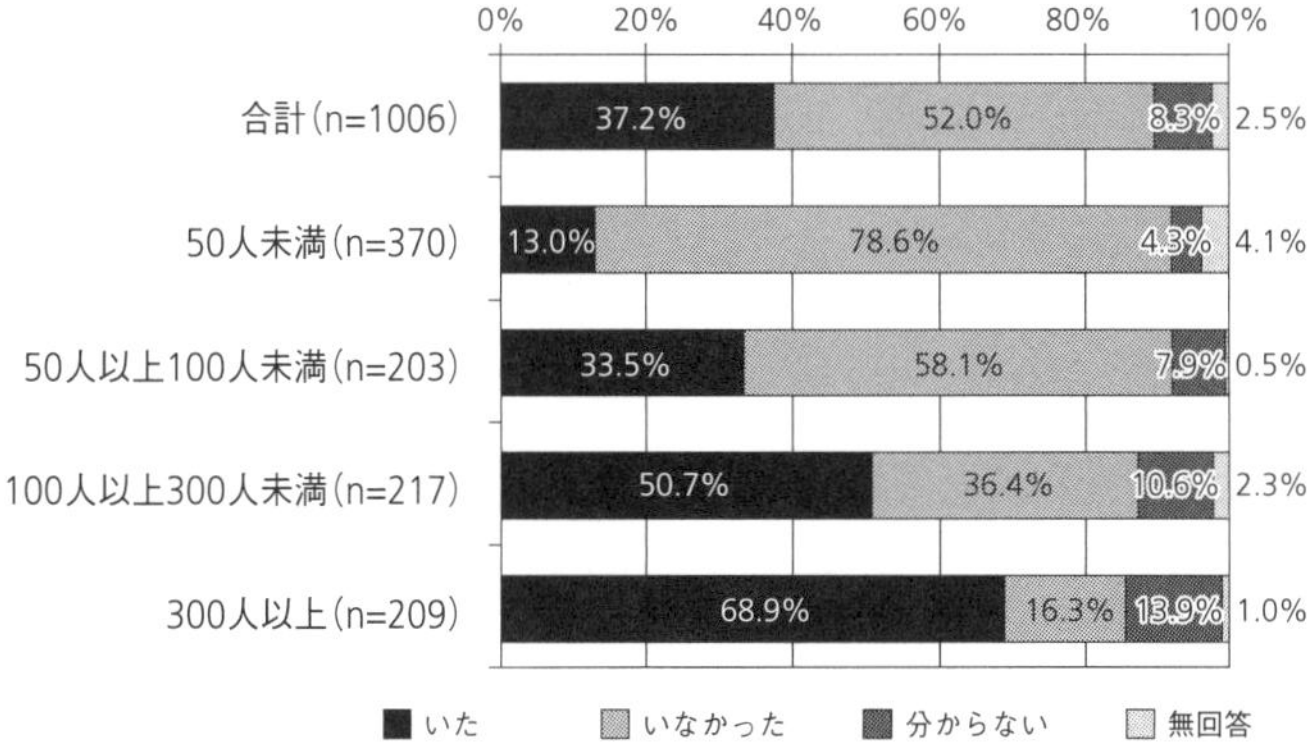

出典：がん患者の就労等に関する実態調査（2014年、東京都）

がんに罹患し、1か月以上休職した従業員の復職状況
（従業員規模別）

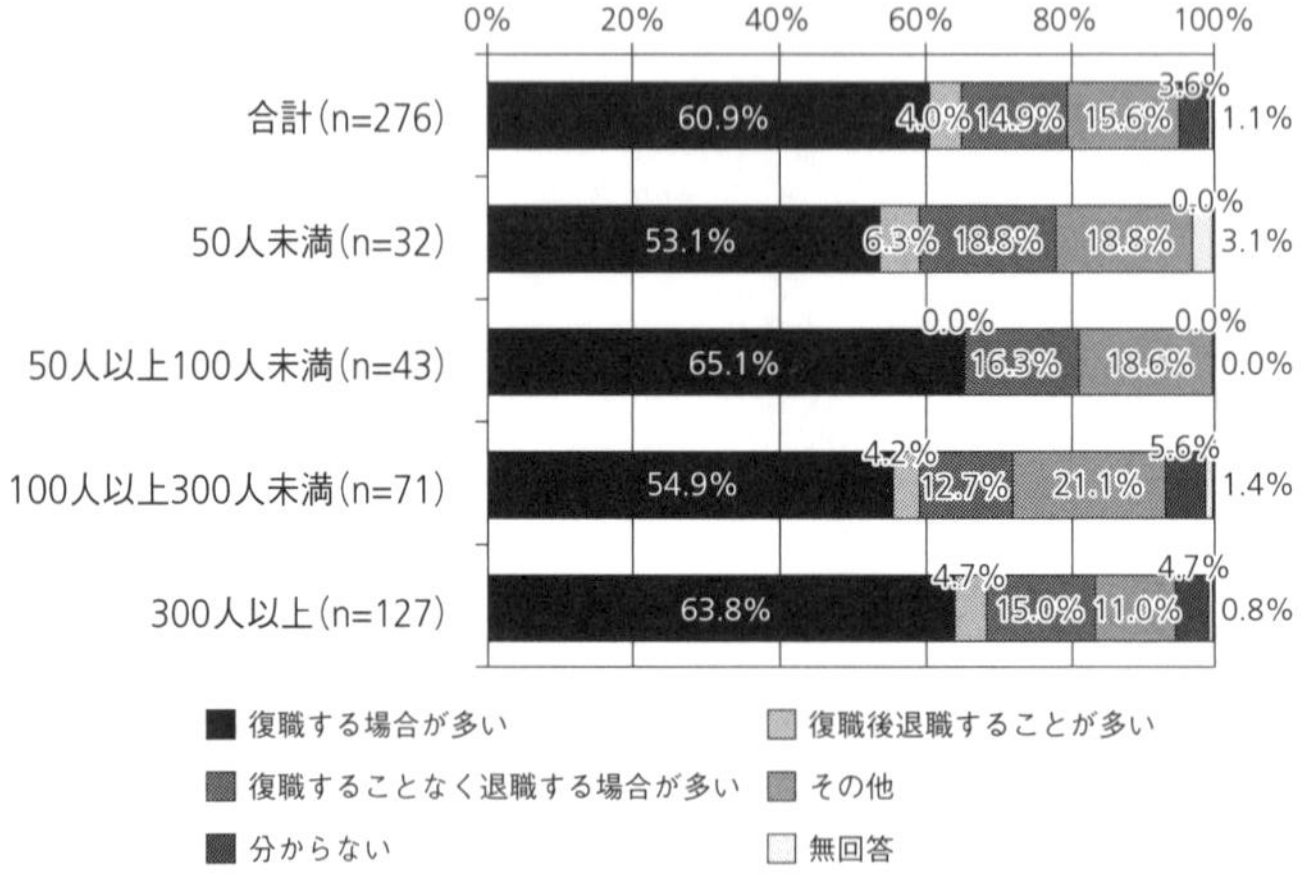

出典：がん患者の就労等に関する実態調査（2014年、東京都）

順天堂大学医学部公衆衛生講座准教授の遠藤源樹氏が、二〇〇〇年から二〇一一年までの一二年間に、がんと診断された大企業の正社員一二七八人について、日本で初めての「がん患者大規模就労実態追跡調査（コホート研究）」を実施し、『企業ができるがん治療と就労の両立支援実務ガイド』（日本法令）を出版しました。

この調査によれば、フルタイム勤務での職場復帰率は、がん治療による病休開始日から六か月以内が約四七％、一年以内は約六二％となりました。時短勤務まで含めると、一

年以内の復帰率は八一％になったのです。

フルタイム勤務で復職するまでに要した病休期間は、全体で二〇一日（約六か月半）、時短勤務での復職は八〇日（約二か月半）となりました。時短勤務による復帰率を算出すると、胃がんでは半年で九割が、すべてのがんでは三人に二人以上が半年で復職できるようになりました。

遠藤氏は「がんサバイバーの労働者の復職率向上に時短勤務導入は非常に有効な手段と言える」と指摘しています。両立支援をしていくために職場では、企業では、どのような制度や取り組みが必要か、次章で、詳しく書いていきたいと思います。

第七章

職場の方へ

治療と仕事の両立ができる
職場づくりへの提案

治療と仕事の両立に関する現状

がん治療と仕事の両立に関わる現状を知る資料に、「『がんの社会学』に関する研究グループ」が行った「2013がん体験者の悩みや負担等に関する実態調査」があります。この調査によれば、依願退職した人の割合は、二〇〇三年も二〇一三年も三〇・五％、解雇された人の割合は、それぞれ四・二％と四・一％となっています。

この結果から、働く現場での、がん患者の就労支援体制は一〇年間、ほとんど改善されていないことがうかがえます

この調査は、これまでの研究が、がんという病気の研究が主体であり、患者の研究は十分ではなかったとして、全国のがん診療連携拠点病院や患者団体の協力を得て、がん体験者を対象としてアンケート調査を行ったものです。

この中で、「がんと診断された時、仕事に関してどう思ったか」では、「仕事をこれまで通り続けたい」が五四・四％、「以前よりペースや業務量を落として仕事を続けたい」は二一・九％となり、三分の二の人が継続就業を希望していました。

がん患者の仕事の状況の変化

	2013年		2003年	
	実数	(%)	実数	(%)
現在も勤務している	779	(47.9%)	1,249	(47.6%)
休職中である	155	(9.5%)	229	(8.7%)
依頼退職した	496	(30.5%)	799	(30.5%)
解雇された	66	(4.1%)	111	(4.2%)
その他	132	(8.1%)	237	(9.0%)
回答者計	1,628	(100.0%)	2,625	(100.0%)

出典：2013年がん体験者の悩みや負担等に関する実態調査（2013年、「がんの社会学」に関する研究グループ）

そして、「がんになっても安心して仕事を続けるために必要な支援」では、「勤務時間を短縮できる制度」や「長期の休職や休暇制度」「がん・後遺症等についての周囲の理解」「柔軟に配置転換できる制度」などが具体策として挙がっていました。

また、東京都福祉保健局の「がん患者の就労等に関する実態調査」（二〇一四年）によると、治療と仕事を両立するうえで困難であったことは、「治療費が高い、治療費がいつ頃、いくらかかるか見通しが立たない」（三四・五％）や「働き方を変えたり休職することで収入が減少する」（二九・七％）といった経済的な問題が多く挙げられており、次いで、「体調や治療の状況に応じた柔軟な勤務（勤務時間や勤務日数）ができない」

治療と仕事を両立する上で困難であったこと（複数回答）

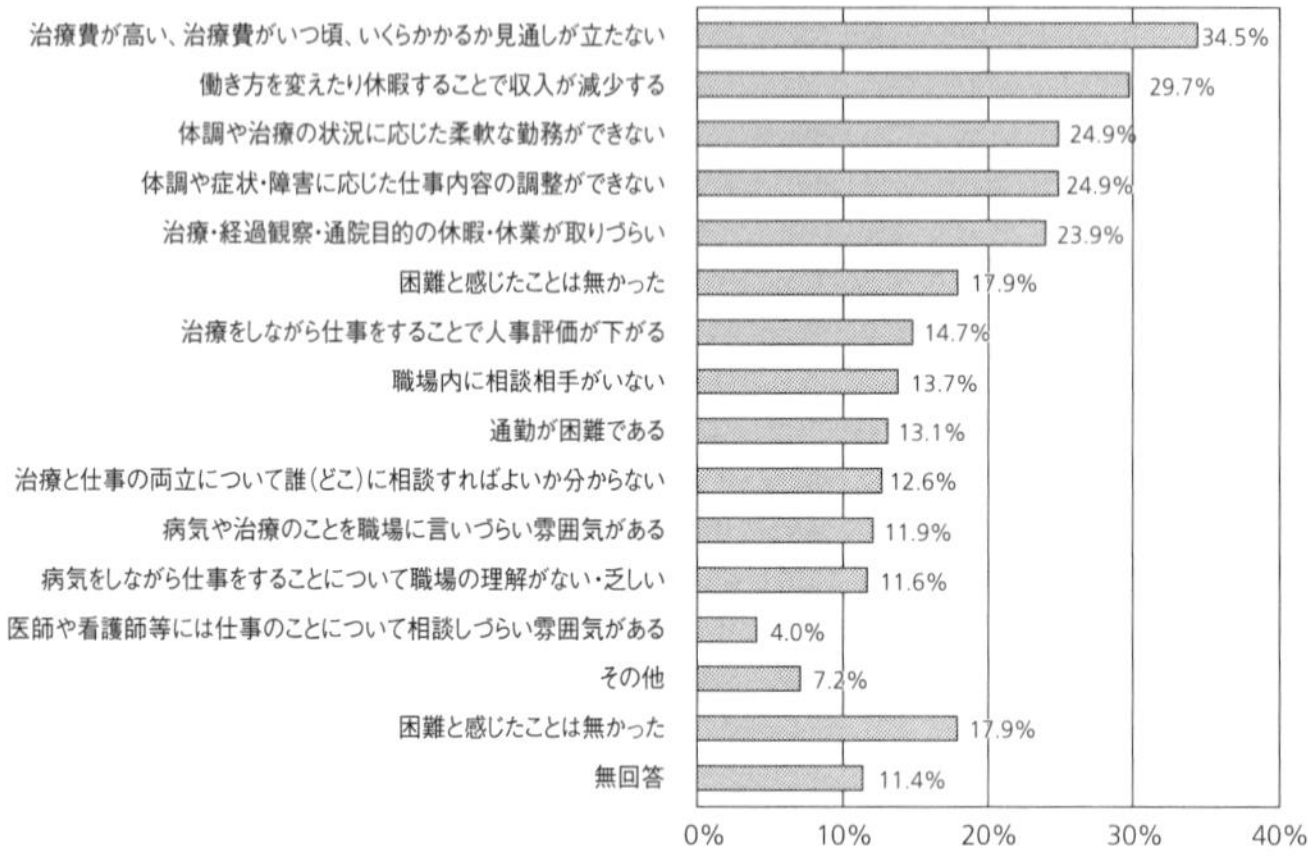

出典：がん患者の就労等に関する実態調査（2014年、東京都）

（二四・九％）、「体調や症状・障害に応じた仕事内容の調整ができない」（二四・九％）、「治療・経過観察・通院目的の休暇・休業が取りづらい」（二三・九％）などの柔軟な働き方についての問題が多く挙げられました。

以下、治療と仕事の両立支援ができるために、職場でどのような取り組みが必要かについて、考えていきたいと思います。

両立支援のための国の取り組み

二〇一六年一二月には「がん対策基本法」が改定され、「事業主は、がん患者の雇用の継続等に配慮するよう努める」と明記されました。これは努力義務ではありますが、企業が考慮すべき事柄として、働く時間や働き方の柔軟性や多様性などを考えることが法の中で位置づけられ、雇用主は対応を考えていくことが求められるようになったのです。この改正法に明記された内容を推進するために、第三期がん対策推進基本計画（二〇一八年閣議決定）が稼働しはじめました。この第三期計画の効果などを踏まえて、次の第四期計画（二〇二四年度スタート予定）につながることになります。

また、厚生労働省は二〇一六年二月に「事業場における治療と職業生活の両立支援のためのガイドライン」を公表しました。このガイドラインでは、次のように両立支援の進め方が示されています。

①がん罹患労働者が業務内容などを記載した書面を主治医に提出。

②それを参考に主治医が症状、就業の可否、望ましい就業上の措置、配慮事項、将来の見通し等を記載した意見書兼診断書を作成。
③労働者は主治医の意見書を事業所に提出、次いで事業者が産業医等の意見を聴取して、就業上の措置などを決定、実施する。

この中では、書類のサンプルなども整備されています。さらに二〇一八年四月、これまでのガイドラインに加え、難病に関する留意事項、企業・医療機関連携のためのマニュアル(全体版)を加えたものも整備され、厚生労働省のサイトからダウンロードできます。「治療を受けながら安心して働ける職場づくりのために～事例から学ぶ治療と仕事の両立支援のための職場における保健活動のヒント集～」なども整備されています。

また、厚生労働省は、産業保健総合支援センターやハローワークが、がん診療連携拠点病院と連携して企業の支援ができるようにしています。

二〇一九年四月から働き方改革関連法が順次施行されています。働き方改革実行計画の中では、「治療と仕事の両立が普通にできる社会を目指す」とされており、雇用対策法の改正において、治療と仕事の両立支援についても、労働者の多様な事情に応じた雇用の安定と職業生活等の目的を達成するために国が総合的に講じるべき施策の一つとして、明確に位置づけられました。

しかし、企業内や病院では、このガイドラインが浸透しているとは言えません。特に②の意見を書くことを、自分の役割ではないと拒む医師も多いようです。メンタル面での不調の場合、精神科の医師は必要性を理解して意見書兼診断書を書いてくれるので、ほかの診療科の医師も同様だと思っていましたが、診療科によって対応が異なるようです。

両立支援のための企業側への期待

前にも述べたように、順天堂大学医学部公衆衛生講座准教授の遠藤源樹氏は、二〇〇〇年から二〇一一年までの一二年間に、がんと診断された大企業の正社員一二七八人について調査を行いました。日本で初めての「がん患者大規模就労実態追跡調査（コホート研究）」で、「療養が必要」と記載された医師の診断書を職場に提出した一二七八人を対象として行われ、調査対象者には手術や抗がん剤などの治療や、治療による体力低下や副作用などで一か月以上の療養が必要となった社員が多く含まれていました。

この研究で、復職日から一年の間に再び病休を取る人が多く、企業内でのケアは復職日から二年間が重要であるという結果が示唆されました。遠藤氏は、「復職日から一年間働き続けられたら、『治療と就労の両立支援の壁』の約五〇%、二年間働き続けたら約七五%を乗り越えたことを意味する」としています。

そして、復職ができる状態にあるのかを判断するポイントが、次の五つです。

・生活リズムの確認（日常生活が「普通に」できるレベルか）
・就労意欲の確認（働きたい意思があるか）
・就業能力の確認（働くことができるレベルか）
・職場の受け入れ態勢の確認
・治療と就労の両立に関する環境の確認（通院時間の確保など）

がんと就労の問題は医療機関ではなく、企業の中で起きていることなのです。遠藤氏は「企業の皆さんに制度を整えていただくことは本当に大事なこと」と訴えています。

私自身も実体験やがんサバイバーの相談対応の中から、本人の状況を確認すると同時に、企業としてがんに罹患した社員が働ける制度を整備することと、職場の環境（周囲の人の理解を含む）を整えていくことが大事だと考えます。

制度を根づかせ、生きた運用にしていくためのポイントは、まず事例性と疾病《しっぺい》性を切り分けることです。社員の状況をきちんと把握し、制度をしっかり整えても、復職後は本人の体調に応じた配慮が不可欠となります。その時のキーワードとなるのが「事例性」と「疾病性」です。

「事例性」とは業務を遂行するうえでの支障となる客観的な事実のことで、たとえば一日一〇回トイレで離席するとか、ミスが増えたとか、通常の職務の中で生じているズレを指します。

「疾病性」は治療内容、下痢、食欲がないといった病気や症状に関することです。

会社は事例性をベースに対応し、疾病性については主治医や産業医などの医療職の範囲として、事例性と疾病性を切り分けて対応することが必要となります。

メンタル不調者の対応と同じですが、注意点は、医療機関と会社では、言葉の意味が違う場合があるので、事例性に置き換えていくことが必要になります。

「座っての作業であれば就労可能です」と、疾病性から事例性の言葉に翻訳できればいいのですが、そのように言ってくれる医師は少ないのが現状です。
主治医から「下痢や倦怠感があるので、一定の配慮のもとで就労可能」と言われた時、「一定の配慮とは具体的に何を示すのか」を明確にし、自分の言葉で会社に伝え理解してもらうことが必要です。たとえば、「離席することが増える。集中力が低下したり疲れやすくなるため、こまめな休憩が必要となるので周囲の人たちに理解しておいてほしい」などです。

私の例を使って主治医とのやり取りを示してみます。
最初の入院治療のあと、「一月から通院治療でいいよ」と主治医から言われた時、「通院でいいということは、じっと寝ていなくてもいいということ?」と疑問に思い、主治医に確認をしました。

私「と、いうことは仕事をしてもいいということですか?」
と尋ねると、
主治医「石川さんはどんな仕事をしているの?」

と、聴いてくれました。

私「カウンセラーと研修講師」

主治医「う〜ん、あまり無理のない範囲なら……。たとえば座ってやれる仕事であれば」

と悩みながら答えてくれました。本当にいい先生です。

私「研修の仕事は立っていることが多いので、少し控えるようにするとしても、座って
　できるカウンセリングの場合、出張があるのですが……」

とさらに突っ込んで確認。ここが大事です。具体的に例を出して確認していきます。

主治医「骨が弱くなる病気なので、転ぶと危険だから、雪のある地域への出張は控えた
　ほうがいいね」

結局、冬場は雪で足元が悪くなる東北や北海道への出張はNGになりました。


このように、患者本人や人事担当者や上司が、事例性として業務を遂行するうえで支障となることまで落とし込むように、主治医に確認することが必要だと思います。

さらに人事担当者や上司は、本人がなかなか言えない「隠れた症状」の存在を理解して念頭に置くこともポイントです。本人が言わない限り、周りの人にはわかりづらい「隠れ

た症状」とは、体力低下、体の痛み、メンタル不調・認知機能の低下などです。「隠れた症状」は、利害関係にある職場の人に言い出せないことが多く、定期面談を組んでも聞き取りにくいのが現状です。上司は、「本人が言い出せずに悩んでいることがある」という可能性を考えて、普段から健康状態を気にかけてもらいたいと思います。

遠藤氏はこの課題に対して、「本人の了承があることが前提ですが、定期的に産業医との面談を設定して、人事や上司がその内容のフィードバックを受けられるようにする、場合によっては主治医と連携して対応すること」を提案しています。

職場の意識改善「おとなのがん教育」

がんは日本人の死亡原因第一位です。しかし、がんについて健康な時から学ぼうという意識は低く、マイナスイメージが根強いのが現実です。

二〇一六年に、がん対策基本法が改定され、第二三条に「がんに関する教育の推進」が明記されました。

文部科学省では子どもに対してがん教育を推進することとし、モデル事業を実施してき

2017年度のがん教育の実施状況（回答総数37,401校）

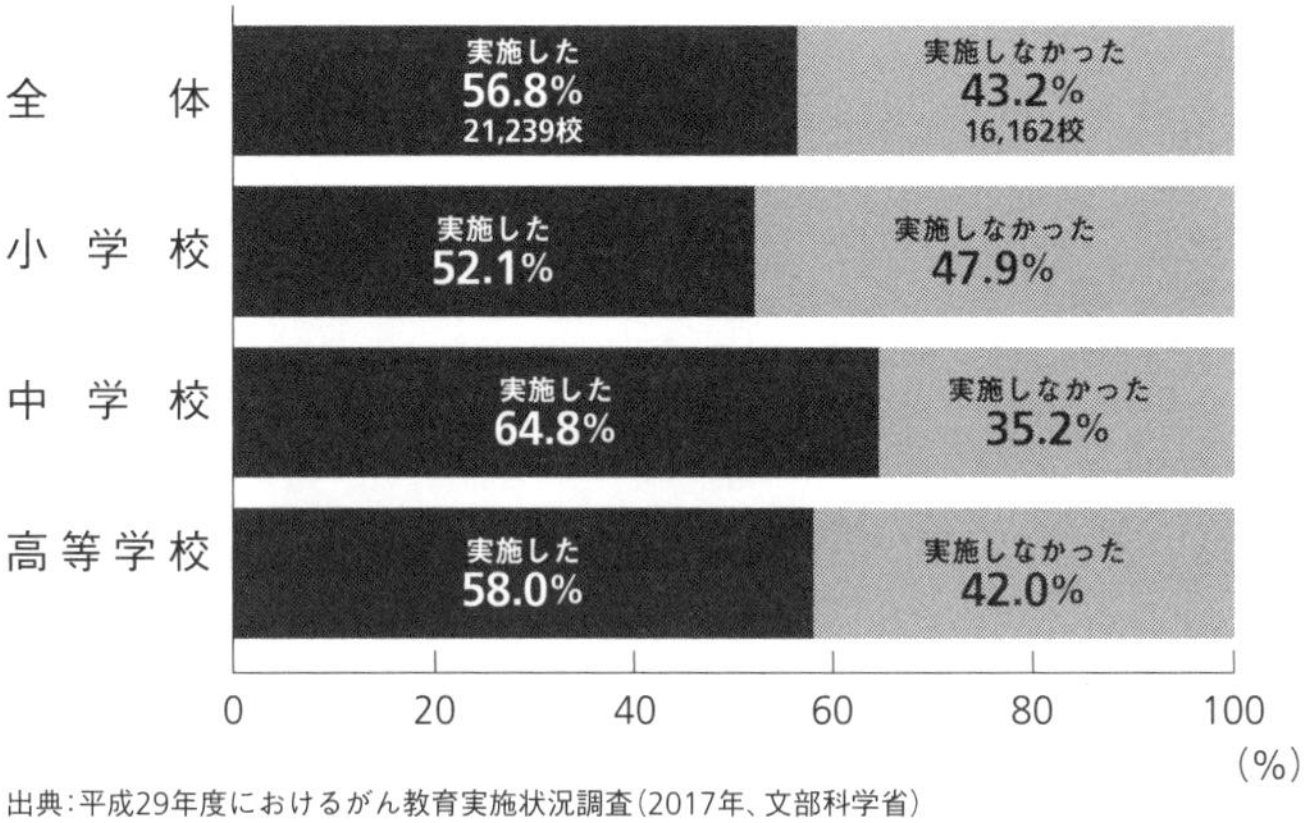

出典：平成29年度におけるがん教育実施状況調査（2017年、文部科学省）

ました。二〇一七年度にがん教育を実施した学校の割合は五六・八%、小中高別では小学校が五二・一%、中学校は六四・八%、高等学校は五八・〇%となっています。

二〇二一年度から実施される中学校の学習指導要領案で、保健体育の指導内容に関して「がんについても取り扱うものとする」と明記するなど、授業で活用できる教材映像やスライドを作成するなど、がん教育実施の環境を整えてきました。

公益財団法人日本対がん協会では、子どものころからがんについての正しい知識を持ってもらうために、がん教育推進の出張授業や教育用教材を作製しています。がんをむやみに怖がったり、誤解や偏見を持ったりしないためにも、子どもたちへのがん教育はとても大切です。

このように、子どもへのがん教育の推進は計画的に進められていますが、肝心なのは大人に対する「がん教育」だと考えます。

大人のがんに対する誤った理解、情報不足から起こる偏見をなくすことはもちろん、自分ががんになった時に困らないようにしておくためにも「予備知識」を持つことは大切です。偏見の多くは「知識不足」から始まりますから、「おとなへのがん教育」は「改定がん対策基本法」の基本理念にもある社会的環境整備を進めるうえでも重要な取り組みです。健康経営の視点からも、職場でのがん教育による正しい理解のもと、治療と職業生活の両立支援の仕組みを構築していくことが求められています。

がんだと告知されてから慌てるのではなく、事前にがんに対する知識を持つことで、必要以上に恐れたり、落胆したりすることを少しでも軽減できれば、がんサバイバー自身のキャリアを支援できます。そして、治療と仕事の両立を支援するためにどうするのかという発想につながるのです。それは、職場内のメンタルヘルス対策および健康経営という視点においても、必要なことではないでしょうか。

私自身、今後この「おとなのがん教育」をさまざまな職場で広げていく活動を行っていきたいと考えています。

復帰のタイミングと留意点

本章では、「治療と仕事の両立ができる職場づくりへの提案」として、職場の方々に向けて書いてきましたが、職場づくりにはがんサバイバー自身も関わっていく必要があります。そのために、ここからは当事者の留意点について触れておきます。

治療後の復帰のタイミングは、がんの種類とそのステージによって異なります。内視鏡切除などで、全身への負荷が少ない治療で済むケースなどは、数日から数週間の休暇で復職できるため、有給で対応できる人もいます。手術や、抗がん剤治療、放射線治療など全身への負荷が大きいケースの場合、治療方針に沿って復帰のタイミングを見定めていく必要があります。

前章でも紹介した『企業ができるがん治療と就労の両立支援実務ガイド』(遠藤源樹、日本法令)によると、休職開始から、フルタイムでの復職までには、平均二〇一日、時短勤務の復職までには平均八〇日を要します。これはあくまで、平均であり、がんの種類やステージが同じでも、体力の回復には個人差があります。

仕事内容によっても異なると思いますので、短時間勤務で休憩などが取りやすい仕事から復職していき、体調をみながら徐々に仕事の範囲や時間を広げていくことが大事です。焦りは禁物で、できることからやっていく、最初のうちは働く環境に適応していくことが仕事だと割り切っていくことが重要です。

「ＣＲＦ（Cancer Related Fatigue）」というがん関連疲労は、がん患者の六割以上に認められる、最もよく報告されている症状だそうです。一九九ページの「両立支援のための企業側への期待」で「隠れた症状」として職場で気をつけてもらいたいことについて記しました。がん患者自身もこの「ＣＲＦ」について理解しておくべきだと思います。

認知的倦怠感、身体的倦怠感、気分的倦怠感は生活の質全体に悪影響を及ぼし、周囲は気づきにくく、がん患者ならではの辛さであり、周囲との軋轢《あつれき》や孤立が生じやすく、離職に繋がりやすいのです。周囲の人は気づかなくて当たり前なので、きちんと辛さなどを言葉で伝えていきましょう。

私自身、体力が低下したなと感じることは多くあります。一日続けて講義などをしていると、後半背中に激痛が走ったり、手足が痺れてきたりすることがあります。疲れやすく、八時間以上の睡眠をとらないと回復しません。

そんな時に薬の副作用で、不眠が重なると本当につらいです。ちょっとしたことで、風邪をひいたりしてしまいます。そのため、不眠の副作用が出る翌日にはできるだけ仕事を入れないように予定を組むなど工夫をしています。

雇用されている人は、できるだけ、希望や不安が言える環境を整えてもらい、治療計画や見通しを整理して上司や同僚に共有してもらうことをお勧めします。

自分も周囲も初めての経験
――お互いが手探りということを忘れない

治療と仕事の両立をしていく時に、相手に求めることばかりにならないことが、とても重要です。お互いが手探りということを忘れないようにしていきましょう。

せっかく病気のことや治療のことを配慮してくれる職場で働けているのに、「特別扱いされるのがつらい」と離職してしまう人がいます。周囲からすると、必要な配慮をしているだけでも、本人にとっては「特別扱い」と感じるのでしょう。

特別扱いと捉えるか、配慮と捉えるか、どのように捉えるかで自分自身のストレスは変わります。できるだけストレスが少なくなる捉え方をすることと、どのように対応してくれるほうが嬉しいのか、自分の気持ちをアサーティブに伝える術を身につけましょう。

周囲の人は、何かあればサポートしようと思ってくれていても、経験がありませんのでどのようにサポートすればよいのかわからないことが多いのです。自分から率直にやってほしいことを伝えられるかどうかが鍵になります。期待を素直に伝えられる関係性かということと、自分自身がきちんと言葉で伝えることを意識することです。

それぐらい察してほしいとか、理解してほしいというのは甘えです。伝えずに自分の期待通りにサポートしてくれないことに苛立ちや不満を持ち、そんな自分が嫌になってしまうなどということのないように、きちんと言葉で伝える意識を持ちましょう。

どこまで甘えていいのか、こんなことまで頼んだら迷惑ではないかなど、いろいろ考えて素直にやってほしいことが伝えられないこともあるでしょう。こういう時に活用してもらいたいのがアサーションというコミュニケーション手法です。

基本となる考え方は、「I am OK, you are OK」です。相手の考えや気持ちも尊重するけど、自分の考えや気持ちも大切にするということです。

アサーションというのは、「人は誰でも自分の意見や要求を表明する権利がある」との立場に基づく適切な自己主張のことです。周囲のサポーターに対して、まず客観的に状況を伝え、次に自分の主体的な気持ちを伝えましょう。この客観的に状況を伝える時に「察してほしかった」などの感情的な内容は含まず、病状や体調、環境などきちんと相手にわかるように伝えることです。そしてその後、自分がどうしてほしいのか、アイメッセージで伝えるのです。

たとえば、「○○してもらえると嬉しい」というように、自分を主語にして気持ちと一緒に期待を伝えるのです。そうすることで、自分自身も伝えやすくなり、相手も受け入れやすくなり、お互いのストレスを軽減していくことができます。ぜひアサーティブに治療と仕事の両立をしていっていただきたいと思います。

第八章

未来を見つめて

生きがいを持ちながら
納得のいく人生を

最終章では、「未来を見つめて」いくために、楽しく生きていくためにどうしていくかを一緒に考えていきたいと思います。

人間には、幸せになりたい、満足したいという欲求充足があります。治療がうまくいって安心が得られても、この人生が充実しているという欲求が満たされないと、心身ともに健康な状態とは言えません。がんサバイバーとして人生を歩んでいくことは、自分で選んだ道ではないかもしれませんが、これからの人生をよりよくしていくのは自分次第です。

病気になったことで多少の制約があるほうが、小さなこと、些細なことにも感動できて、楽しみもより大きく感じられる、そんな捉え方もできるのではないでしょうか。

カウンセラーという仕事をしていると、人間は捉え方、認知によって大きく変わることを実感します。

カウンセリングにはさまざまな技法がありますが、その多くは認知に働きかける、捉え方を変えていくアプローチなのです。

「病は気から」とも言うように、どうせ限られた命なら、楽しく笑って暮らせるようにできるといいですね。

東京都福祉保健局「がん患者の就労等に関する実態調査」（二〇一四年）によると、約

仕事を続けたい(したい)理由（複数回答）

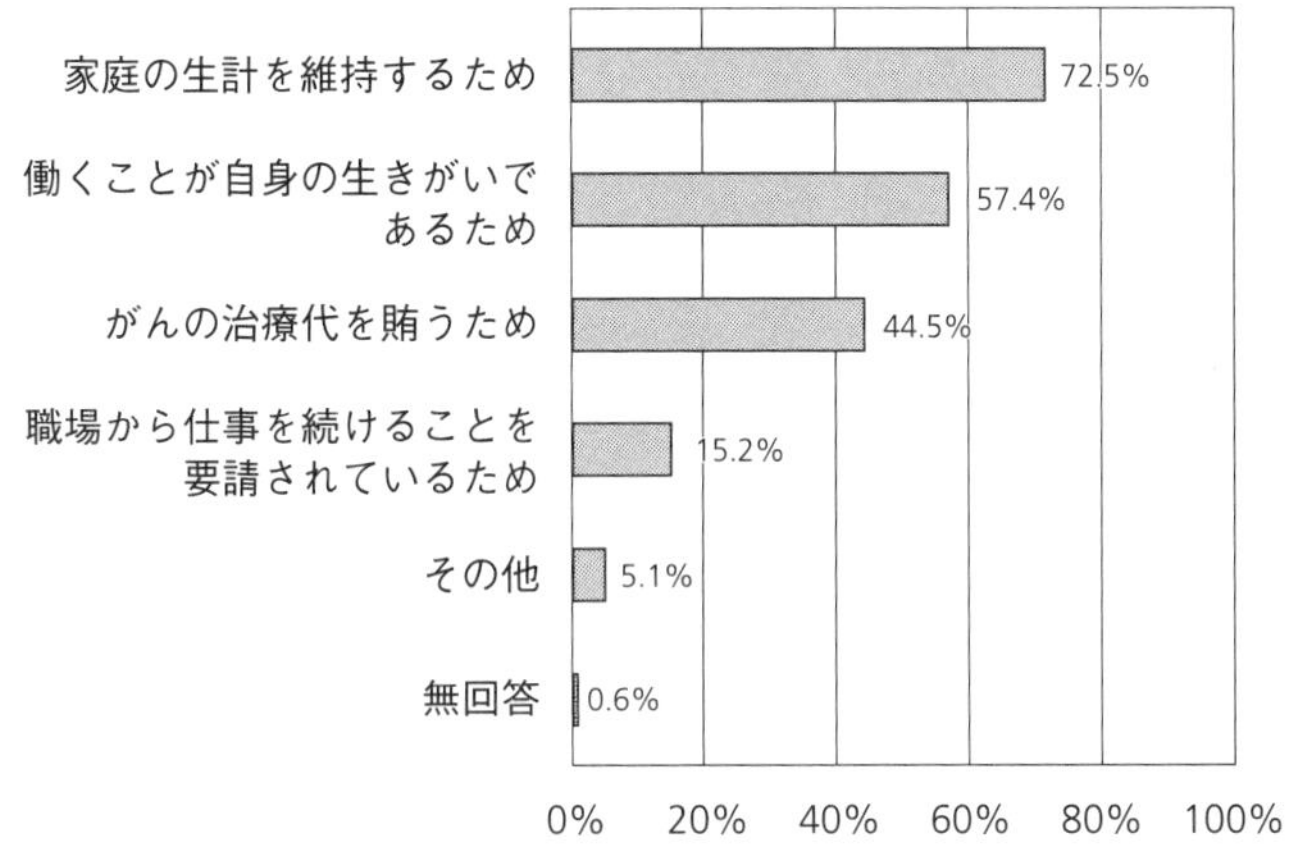

出典：がん患者の就労等に関する実態調査（2014年、東京都）

八割のがん患者が「仕事を続けたい（したい）」と答えています。仕事を続けたい主な理由を聞くと、「働くことが自身の生きがいであるため」と答えた人は五七・四％います。就労ががん患者の精神的な支えになっていることがわかります。

治療に必要なお金のためにも仕事と両立していくことは大事なのですが、それだけではなく、自分自身の生きがいや存在意義を感じるためにも仕事とうまく両立していってほしいと思います。

楽しく生きるためのポジティブ心理学

第三章、第五章でもご紹介したポジティブ心理学の考え方で、私が気に入っているのは「人は成功するから幸せになるのではなく、幸せだから成功する」という考え方です。

幸せな気持ちでいると、さらに幸せが引き寄せられたり、健康や寿命にもよい影響を与えたりします。笑顔でいること、幸せだと感じること、楽しく生きるために物事をどのように捉えていくか、どのように行動していくか、自分なりに考えてみませんか。

私が今も実践しているのは、以下の六つです。

・自律性を高めて自分がコントロールしている感覚を持つこと。
・楽しい時間、充実した時間を意識的に創ること。
・周囲への感謝の気持ちを持って、言葉や態度で伝えること。
・できたこと、よかったこと、嬉しかったことに注目すること。
・自分の気持ちに正直になり、できるだけアサーティブに伝えること。

・先のことはわからないので、今を精いっぱい楽しむ。そのために物事をプラスに捉えること。

「特に楽しいことなんてない」とか、「仕事なんて楽しいと感じたことがない」とか思う人もいるでしょう。でも、それは本気で楽しむためにどうしたらよいかを考えていない、楽しく生きたいと願っていない、もしくは諦めてしまっているように感じます。

まず、笑顔になってみましょう。楽しかった出来事を思い出してみましょう。明日の朝、目が覚めたら、あなたの望む状況に変わっているとしたら、何が起こっているか想像してみましょう。どんな変化に気づきますか。

楽しい人生にすることは、あなたの権利なのです。たとえどんな病気でも、あなたが楽しいと感じることを誰も邪魔することはできないのです。

ポジティブ心理学のＰＴＧという考え方

ＰＴＳＤ（心的外傷後ストレス障害）という言葉を聞いたことがあると思いますが、

ＰＴＧ（心的外傷後の成長）という言葉はどうでしょうか。

人生における大きな危機的体験や大変な出来事を経験する中で、そのつらい出来事から他者との関係の大切さに気づいたり、精神的な変化が生じることで、結果として人間的な成長が生じることを意味します。

あくまでも「結果として成長したと気づく」だけで、「成長しなければならないもの」だとは思わないでください。

主に起こると言われている変化は次の五つです。

・**他者との関係**　人に対する思いやりが強くなる。
・**精神性的変容**　仏壇に手を合わせるなど、信仰心が高まる。
・**人生に対する感謝**　一日一日を大切にできる。
・**新たな可能性**　人生や仕事への関心事、優先順位が変わる。
・**人間としての強さ**　自己の強さの認識が増す。

心の弱い人はＰＴＳＤになり、心の強い人はＰＴＧになるというような、単純なものでは決してありません。

自分の気持ちを隠して、無理をして元気なふりをしたり、成長しなければならないとは思わないでください。

変化が起きるまでの時間も人それぞれです。数年かかる人もいれば、気づいたら変化していたという人もいます。

今を大切にし、先のことは「なるようになる」と自然に思える時が来るのです。

乗り越えるという感覚も少し違和感があります。大変な出来事やつらい出来事を乗り越えていくとか克服していく、そんな必要はないのです。

悲しいものは悲しいし、つらいものはつらいのです。内容によっては、乗り越えることなんてできないものも当然あります。それでも、生きていくために自分の中で自然と変化が起こっていくのです。

失ったものは元には戻りません。だからこそ、今を大切にしようと思ってほしいのです。

この変化に向かうためには、悲しいことやつらいことを人に話すことが大事です。無理に悲しい気持ちやつらい気持ちに蓋《ふた》をしてしまうのではなく、家族や周囲の人に話をしていくことです。

立場上、人に話すことが難しい人もいるかもしれません。そんな時は、専門家（カウンセラー）に聴いてもらう、もしくはライティング・セラピーをお勧めします。

第四章のライティング・セラピーで紹介しましたが、殴り書きでもよいので、自分の心の中を紙にぶつけていくつもりで書いていきましょう。話す、書くという行為で自分の心が少しずつ整理されていきます。

早く元気にならないといけない、乗り越えないといけないと思ってしまい、自分のつらい気持ちを抑圧してしまうことが多いのですが、無理やり蓋をしてしまうと、かえってよくないのです。

私は今、ある方のグリーフケアを行っています。グリーフケアとは、親族や家族、友人など、親しい人との死別を体験して、悲嘆の日々をすごしている人に寄り添っていくことです。私は、主に気持ちを吐き出してもらうことを繰り返しています。

これから、がんに関わる人のカウンセリングも行っていくつもりでしたので、グリーフケアについても学んでいきたいと新たな目標ができました。

私は本書執筆中に、グリーフケアカウンセリングの講座を受講しました。大切な人をなくした場合だけではなく、大切なものをなくした場合も同様のケアが必要と、その講座で学びました。そう考えると、私は「健康という大切なもの」をなくしたのかもしれません。病気という不可抗力な転機をグリーフと捉えるなら、やはり乗り越えるとかではなく、「今を大切にしよう」と思うことから始めたいと思います。

楽しく生きるために、役割や目的を持つ

治療と仕事の両立ということで、ここまで話を進めてきました。自分の役割を見出し、目的を持つことで、人生に張りが生まれ、「楽しく生きる」ことにつながります。

治療と仕事を両立していくことができれば、役割や目的を持って未来を考えられるのではないでしょうか。

あるサバイバーが話してくれました。「やはり、病気だということで、周囲は負担をかけないように配慮してくれて、役割が減ってくる。助かるけど、ちょっぴり寂しい」と。

これが本音だと思います。私も、年齢的なこと（二〇一八年に還暦を迎えた）と、病気のことなどもあり、仕事をセーブする方向で徐々に進めていますが、本音のところは寂しい思いもあります。

二二歳で係長になり、そこからずっと役割を持って働いてきました。離職してからも、カウンセラー、講師という役割にシフトして、ワーカホリック気味に働いてきましたので、役割を持たない自分が想像できないのです。

その反面、すぐに風邪をひくなど体力面の低下を実感しており、今、以前と同じような働き方はできないという葛藤の中にいます。

「役割を持つ」と言っても、仕事に限定する必要はありません。ボランティアであれ、家事であれ、社会における役割でよいのです。

役割には、周囲の期待があり、その期待に応えることが、日々を張りのあるものにしていきます。他者との関係性の中で、役割を持つこと、期待に応えることは、自分の存在意義につながっていくのではないでしょうか。

『日本がん看護学会誌』（二八巻一号、二〇一四年五月）には、「乳がんサバイバーのレジリエンスを促進する要素」として、「納得した治療選択ができる」「再発・合併症予防のための対処行動がとれる」「治癒できると信じる」「希望や目標をもつ」「自分らしい生活ができる」「現状を受け入れ，気持ちを切り替える」「家族や同病者からのサポートが受けられる」「社会における自己の存在意義を認識し、役割が果たせる」、以上の八つが挙げられています。

第三章で紹介したレジリエンスを促進する要素として「社会における自己の存在意義を認識し、役割が果たせる」が挙げられているのです。がんサバイバーだからこそ、病気と折り合いをつけながら人生を楽しんでいくために、就業の継続なども含めた「社会における役割」が、生きる目的につながるという一つの結果です。

自分にとっての「生きがい」を見つけよう

「楽しく生きるため」に、自分にとっての生きがいは何かを改めて考えてみることも大事です。

仕事が生きがいだという人も、趣味や人間関係が生きがいになっている人もいます。生きがいと言っても、日々の中の小さな幸せを感じている瞬間に生きがいを感じる場合と、将来を通してなりたい自分になっていく過程に生きがいを感じる場合など、さまざまです。

人は短期的な喜びと長期的な喜びを同時に持つことができます。日々の中での、小さな幸せを感じられる心もぜひ大切にしてもらいたいと思います。

生きがいとはそもそも自分の人生のためにあるものであって、仕事でも趣味でも人間関係でもいいので、とにかく自分が好きなこと、熱中できること、失いたくないと思うことを見つけてみましょう。

それが、周囲から期待されていたり、周囲によい効果を与えたりすることができるとさらに喜びは大きくなるでしょう。

神谷美恵子さんの『生きがいについて』(みすず書房)は、あまりにも有名な著書ですが、生きがいを感じさせるものは何か、生きがいを失ったらどのようにして新しい生きがいを見出すのかなど、生きがいについて考えさせてくれる本です。

この本の中で、「人間が最も生きがいを感じるのは、自分がしたいこととやるべきことが一致する時」だと記されています。生きがいとは、まさしく「will」と「must」が一致するということなのです。

また、千葉敦子さんは『よく死ぬことは、よく生きることだ』(文春文庫)で、次のようなことを示しています。

経済的に自立してきた大人なら、自立を手放すのを大変な苦痛と感じるのが普通だから、できるだけ自立を奪わないような工夫が欲しい。職場は、早退・欠勤を含む通勤が続けられるようなアレンジができれば、すばらしい。日本人は病人に対して「仕事は休んで闘病に専念して下さい」という人が多いが、ガンは安静にしていれば治るという病気ではないから、それよりも患者から生きがいを奪わないことの方が大切だ。

がんになってしまったから、生きがいよりも治療を優先しなければならないと決めつけるのではなく、生きがいを持ちながら、治療をしていくためにはどのようにしていくことがベターなのかを、本人も周囲の人も一緒に考えていくことが大事だと思います。

私にとっての生きがいは、自分がやりたいと思うことを自分の裁量でやっていくことであり、周囲に必要とされていることであり、精神的にも経済的にも自立していることで、それは自尊感情につながるものだと思います。

心地よい居場所を見つける

マギーズ東京をご存じでしょうか。

二〇一六年にオープンした、がん患者やその家族らが、いつでも気軽に治療や日々の生活について相談できる国内初の施設です。このマギーズというのは、イギリス発祥の支援施設で、「そこに身を置くだけでその人が本来持っている力を取り戻せるような空間」を求めたと言います。

マギーズ東京では常駐する心理療法士やがんなどを専門とする看護師や保健師などが、予約なしで相談に応じてくれたり、日によってはワーキングなどのメニューもあります。運営するNPO法人の共同代表を務める秋山正子さんが新聞で語られていた文章を引用させていただきます。

一緒にお茶を飲み、心がほぐれるのを待って、吐き出される思いにひたすら耳を傾ける。病状はもとより、その人がどう生きてきたのか、何に重きを置いているのかを理解し、自分で結論を出せるように、情報を提供する。それが「マギーズ東京」だ。

私自身も、マギーズ東京に行ってみました。不思議なぐらい穏やかになれる空間で、その日はなんだか身体も軽くなったように感じました。

空間が与える癒しというのが、あるのだと実感できたのです。これからも、折に触れて訪れたいと思います。

こんな特別な場所でなくても、心地よい空間を見つけて、落ち着ける時間をすごしましょう。そういう贅沢な時間をすごすことも、人生を豊かにするために大事なことです。

未来を見つめて「生きる意味」を見つけていく

最近、キャリアコンサルタントとして、またカウンセラーとして、多くの人の相談を伺う中で、今までの経験を振り返ってもらい、これからの生きる意味を、生きがいを、問い直してもらうことが多くなってきました。私の年齢に沿って相談者の年齢が高くなってきたせいでしょう。
「問い直し」作業は決して楽なものではありませんが、物事には必ずよいことと悪いことの二面性があることに気づきます。そしてよい面だけに意識を集中すると、いろいろ見えてくるものがあるのです。
物事のよい面に目を向けるクセがついてくると、どんどん思考がポジティブになり、生きることが楽しくなってくるのです。前述の神谷美恵子さんは、生きがい感と幸福感について次のように定義しています。

生きがい感には幸福感の場合よりも一層はっきりと未来に向かう心の姿勢がある。たとえば、現在の生活を暗たんとしたものに感じても、将来に明るい希望なり目標なりがあれば、それへ向かって歩んで行く道程として現在に生きがい感が感じられる。

未来に向かおうとする心を持つことが大切であり、生きる意味が見つけられるのです。みなさんにとって、「やりたいこと」はなんでしょう。最近では「終活」として、周囲に

迷惑をかけずに人生を終わるための準備や断捨離などが、流行っているようですが、物理的にも精神的にもため込んだものを一度整理してみるのは大事なことかもしれません。そして、これまでの人生も振り返ってみて、これからのことを考えてみましょう。

この本が、そのきっかけになることを祈っています。

おわりに

この本を執筆している時に、ちょうど検査の数値が悪化して、いわゆる再発の状態になりました。多発性骨髄腫の場合、完治はむずかしく、完全寛解の状態だったのが、本格的な治療をしなければならなくなりました。少し心がめげそうになるタイミングで、改めて以前自分が書いた文章を読み返し加筆を進めながら、自分の文章に励まされたり、気づかされたりしました。

長い間、東京を中心に仕事をしてきましたが、いよいよ拠点を私の地元の大阪に移し、少しペースダウンしながら、これからの人生を充実させていこうと考えていただけに、再度本格的な治療を行わなければならなくなったのは、後戻りさせられるようで嫌な気分でした。自分がやろうと思っていることを阻害されたように感じたのでしょう。

このように治療は、行ったり戻ったりの繰り返しなのでしょう。気持ちも上がったり、下がったりしながら、なんとかバランスをとっていければいいと思います。

第八章の「未来を見つめて」で、やりたいことを見つけて、未来に向かおうとする心を持つことをお勧めしていますが、私は、今やりたいことがてんこ盛りにあります。「やらなければならないこと」ではなく、「やりたいこと」が、です。

一つは「次世代の育成」です。キャリアコンサルタントとして、カウンセラーとして、また講師として、今まで得てきたノウハウやスキルを少しでも役立つのであれば、渡していきたいと思っています。この中には、企業内におけるキャリア支援室の方向性なども含まれていて、今後取り組んでいきたい課題です。

次は「おとなのがん教育」です。企業や組織の中で、がん治療と就業の両立が当たり前の世の中になるために、もっとがんについて身近なものとして、取り入れていってもらえるように啓蒙活動を行っていきたいと考えています。

国の施策として、さまざまなものが用意されているにもかかわらず、ほとんど知られていないのが現状だと思います。治療にはお金がかかります。そして、治療は長期戦です。仕事を辞めなくていい環境づくりのお手伝いをしていきたいと考えています。

それ以外にも、もちろんプライベートの充実です。まだ行ったことがないところへたくさん旅もしたいし、油絵だけでなく墨絵にも挑戦したい、そして何より、のんびりとすごす時間を大切にしていきたいと思います。

参考文献

千葉敦子『昨日と違う今日を生きる』角川文庫
千葉敦子『よく死ぬことは、よく生きることだ』文藝春秋
エリザベス・キューブラ・ロス『死ぬ瞬間――死とその過程について』中公文庫
神谷美恵子『生きがいについて』みすず書房
遠藤源樹『企業ができるがん治療と就労の両立支援実見ガイド』日本法令
日本がん看護学会『日本がん看護学会誌 28巻1号』二〇一四年五月
スティーヴン・ジョセフ『トラウマ後 成長と回復――心の傷を超えるための6つのステップ』筑摩選書
中川靖章『抗がん剤治療中の生活ケアBOOK』実業之日本社
保坂隆『がんでも、なぜか長生きする人の「心」の共通点』朝日新聞出版
前野隆司『実践 ポジティブ心理学 幸せのサイエンス』PHP新書
足立啓美『子どもの「逆境に負けない心」を育てる本 楽しいワークで身につく「レジリエンス」』法研

黒田尚子『がんとお金の本』ビーケイシー
片井均・大江裕一郎・若尾文彦『国立がん研究センターのがんとお金の本』小学館クリエイティブ
『調剤と情報 特集：ＡＹＡ世代がん患者のサポーティブケア』二〇一七年九月号 じほう
国立がん研究センター『患者必携 がんになったら手にとるガイド 普及新版』学研プラス
国立がん研究センターがん情報サービス「がん登録・統計」
国立がん研究センターがん情報サービス「第58回がん対策推進協議会資料７」
国立がん研究センターがん情報サービス
「がん患者のおかれている状況と就労支援の現状について」二〇一六年
厚生労働省「仕事とがん治療の両立 お役立ちノート」二〇一九年
厚生労働省「事業場における治療と職業生活の両立支援のためのガイドライン」二〇一九年
文部科学省「平成29年度におけるがん教育の実施状況調査」二〇一七年
東京都福祉保健局「がん患者の就労等に関する実態調査」二〇一四年
「がんの社会学」研究グループ「２０１３がん体験者の悩みや負担等に関する実態調査」

石川邦子

いしかわ くにこ

シニア産業カウンセラー
1級キャリアコンサルティング技能士

1977年、IT関連企業トランス・コスモス株式会社入社。同社専務取締役を経て、2003年、キャリアデザインおよびストレスマネジメントを支援するNatural Willを設立、代表に就任。法政大学、白百合女子大学でキャリア教育を担当。2011年、日本産業カウンセリング学会にて学術賞を受賞。同年からJAICO東京支部キャリア関連講座部の部長として、キャリアコンサルタントの育成にあたる。

現在も、メンタルタフネス研修、メンター研修、キャリアデザイン研修、女性活躍支援講演などで講師を務める一方、カウンセラーとして企業内のキャリア支援等など多方面で活躍中。

シニア産業カウンセラー、1級キャリアコンサ ルティング技能士、メンタルヘルス・マネジメント研修I種、英国IFA認定アロマセラピスト。

著書に『ダメな上司は耳で聞く』(現代書林)、『40代からはじめるキャリアのつくり方』(方丈社)などがある。

未来を見つめて

がんと共に生き、考え、働く

治療と仕事の両立を目指して

2019年7月11日　第1版第1刷発行

著者　石川《いしかわ》邦《くに》子《こ》
発行人　宮下研一
発行所　株式会社方丈社
〒101-0051
東京都千代田区神田神保町1-32 星野ビル2階
tel.03-3518-2272 ／ fax.03-3518-2273
ホームページ http://hojosha.co.jp

印刷所　中央精版印刷株式会社

ISBN978-4-908925-49-8

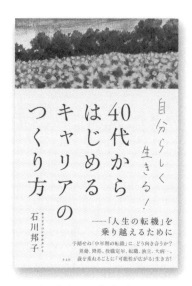